Limpinsel, Schüwer

Schatz, der Bauch muss weg

Schatz, der Bauch muss weg

Gemeinsam sind wir schlank

Dr. med. Rainer Limpinsel, Ute Schüwer

TRIAS

Bibliografische Information der Deutschen Nationalbibliothek
Die Deutsche Nationalbibliothek verzeichnet diese Publikation in der Deutschen Nationalbibliografie; detaillierte bibliografische Daten sind im Internet über http://dnb.d-nb.de abrufbar.

ein Unternehmen der Thieme Gruppe
Rüdigerstr. 14
70469 Stuttgart
Deutschland

www.trias-verlag.de

Printed in Germany

Programmplanung: Uta Spieldiener
Projektmanagement: Annalena Müller
Redaktion: Bettina Snowdon, Hamburg
Umschlaggestaltung und Layout: CYCLUS Visuelle Kommunikation, Stuttgart
Illustrationen: Grafikbüro Schaaf, Karlsruhe
Umschlagfoto: Martin Steffen Fotografie
Satz: Ziegler und Müller, text form files, Kirchentellinsfurt
gesetzt in APP/3B2, V. 9
Druck: Westermann Druck, Zwickau

ISBN 978-3-432-10804-9 1 2 3 4 5 6

Auch erhältlich als E-Book:
eISBN (epub) 978-3-432-10805-6

Liebe Leserin, lieber Leser,
hat Ihnen dieses Buch weitergeholfen?
Für Anregungen, Kritik, aber auch für Lob sind wir offen. So können wir in Zukunft noch besser auf Ihre Wünsche eingehen. Schreiben Sie uns, denn Ihre Meinung zählt!

Ihr TRIAS Verlag

E-Mail Leserservice: kundenservice@trias-verlag.de

Adresse:
Lektorat TRIAS Verlag, Postfach 30 05 04,
70445 Stuttgart
Fax: 0711 8931-748

Lassen Sie sich inspirieren!
www.printerest.com/triasverlag

Besuchen Sie uns auf facebook!
www.facebook.com/trias.tut.mir.gut

Die Autoren

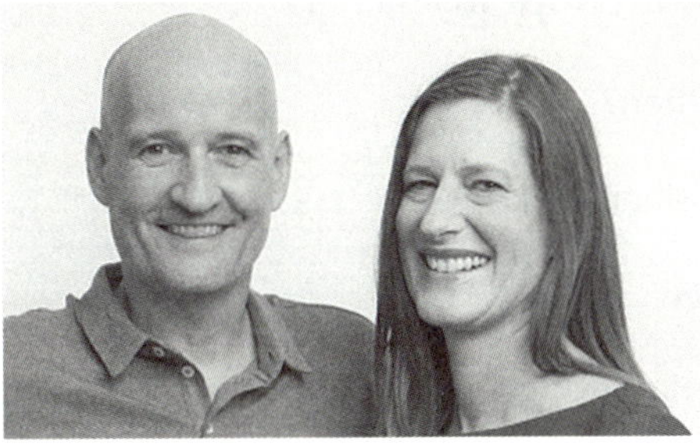

Dr. med. Rainer Limpinsel ist Arzt, Autor und einfach typisch Mann. Jahrelang glaubte er essen zu können, wonach es ihn gerade gelüstete und machte als König des Junkfood einen großen Bogen um gesunde Ernährung. Das Ergebnis: In zehn Jahren waren 25 Kilogramm mehr auf der Waage und mit an Bord ein Diabetes. Zum Glück war da noch »Schatz«: **Ute Schüwer** – Coach, Führungskräfte-Trainerin und Königin des Slow Food. Bei sich selbst und ihren Klienten sorgt sie mit Leichtigkeit für Effizienz, Zielorientierung und eine gesundheitsförderliche Balance im Leben. Beim eigenen Mann hatte sie schon längst aufgegeben. Bis eines Tages doch noch alles anders kam und sie zusammen den Schalter in seinem Kopf umlegen konnten. Heute geht das Paar gemeinsam schlank und gesund durchs Leben.

Inhalt

Liebe Leserin, lieber Leser,

Übergewicht ist ein gesellschaftliches Problem. Die deutliche Zunahme von Übergewicht in den letzten 20 Jahren liegt nicht daran, dass alle Menschen willenloser geworden sind, sondern an den Umständen: Wir bewegen uns immer weniger. Von klein auf werden wir an ungesundes Essen gewöhnt und halten es für normal. Wir haben außerdem die Möglichkeit zum permanenten Essen. An Tankstellen, an Imbissbuden, sogar in neuester Zeit in Buchläden – an jeder Ecke können wir uns mit Hochkalorischem versorgen. Und die Portionen, die angeboten werden, werden immer größer.

Es hat deshalb keinen Sinn, jedem Übergewichtigen ein schlechtes Gewissen einzureden und zu suggerieren, er sei selbst schuld. Nein, es ist unsere Kultur geworden, so zu essen, dass ein Großteil der Menschen dick oder krank wird. Besser wären daher politische und gesellschaftliche Signale, zum Beispiel ungesundes Essen höher zu besteuern, keine Zuckerlimonade und keinen Zuckerkakao in Schulen anzubieten. Aber solange das in Deutschland nicht stattfindet, kann jeder nur selber dafür sorgen.

Für uns wurde das Thema Übergewicht in dem Moment akut, als Rainer mit der Diagnose Diabetes konfrontiert wurde. Diabetes verschwindet, wenn man konsequent abspeckt. Rainer hat jetzt seit zehn Jahren zwei Kleidergrößen weniger. Er nimmt keine Medikamente mehr ein und sein Blutzucker ist okay. Wir haben alle Fallstricke und Probleme bezüglich Übergewicht am eigenen Leib erfahren und wir haben das Schwabbelfett trotzdem besiegt. Dieses Wissen möchten wir mit Ihnen teilen. Schlank werden (und bleiben) ist einfacher, als ein Loch in den Schnee zu pinkeln. Wir halten keine Diät, wir schlemmen mehr als früher.

Ute Schüwer und Dr. Rainer Limpinsel

Erfolgreich im Team

Die Diagnose »Diabetes« hat die Kehrtwende eingeleitet: Der Speck musste weg, denn Übergewicht ist Risikofaktor Nummer eins für Diabetes.

Dr. Rainer Limpinsel, Arzt: »Ich musste ernsthaft abspecken.«

Wenn ich ganz ehrlich bin, war ich seit meiner Kindheit nicht zufrieden mit meiner Figur. Ich war zwar ultraschlank, aber hatte niemals sichtbare Muckis. Stattdessen trug ich – wie alle männlichen Exemplare meiner Familie – ein Bäuchlein mit mir herum. Ab meinem 19. Lebensjahr explodierte meine Plauze dann und ich nahm bis zum 29. Lebensjahr etwa 15 Kilo zu. Aber das interessierte mich nicht. Ich hatte eine top aussehende Freundin mit Modelmaßen (nämlich meine heutige Frau Ute Schüwer) und fühlte mich wohl in meinem Speck.

Doch mit 40 Jahren und mittlerweile 30 Kilo Übergewicht belehrte mich mein Körper eines Besseren. Ich war plötzlich ultraschlapp, ständig erkältet und mir taten Kopf und Augen weh. Ein Besuch beim Hausarzt brachte die niederschmetternde Diagnose: Ich hatte Diabetes bis zum Anschlag! Einen HbA_{1c} von 14,1 Prozent und einen Triglyceridwert von 3 025 mg/dl soll mir mit 40 Lenzen erst mal jemand nachmachen. Ich musste sofort Insulin spritzen. Ein Jahr lang ließ ich die Situation sacken, mein Blutzucker war dank Insulinpen wieder top.

Dann besann ich mich meiner medizinischen Ausbildung. Wer nachhaltig abspeckt, heilt Diabetes, das ist ein Naturgesetz. Also habe ich am Samstag, den 9. August 2008 das letzte Insulin in meinem Leben gespritzt, dann habe ich meinen kompletten Insulinvorrat weggeworfen. Am Sonntag, den 10. August habe ich mit Heilfasten begonnen und am Montag, den 11. August bin ich mit meiner Frau Ute in einen dreiwöchigen Kururlaub losgeradelt. Wir waren mit Tandem, Gepäckanhänger und Campingutensilien unterwegs. Das war der Startschuss zu meiner intensiven Befassung mit dem Themenkreis Ernährung/ Übergewicht/Diabetes. Mein großes Glück war, dass mich meine Frau als professioneller Coach dabei begleitet hat.

Ich bin ein typischer Mann, ich neige zum Größenwahn. Wenn mein Navi im Auto kaputtgeht, fahre ich lieber 35 Minuten irrlichternd durch die Gegend, als dass ich jemanden nach dem Weg frage. Ute ist sehr pragmatisch, so wie alle Frauen pragmatisch sind. Sie hätte natürlich schon lange nach dem Weg gefragt. Deswegen dachte ich jahrelang, ich allein hätte durch meine grenzenlose Schlauheit und meinen starken Willen meinen Diabetes niedergeknüppelt und meine Figur erschlanken lassen. Aber das ist natürlich völliger Unsinn. Ich hätte es niemals geschafft, Gewicht zu verlieren, wenn meine Frau mir nicht dabei geholfen hätte.

Wie ich in den folgenden zehn Jahren festgestellt habe, ist Abnehmen (und dauerhaft schlank bleiben) im Grunde ganz einfach. Ich schlemme heute mehr, als ich es früher getan habe. Ich esse Fleisch, ich trinke Alkohol, ich zähle keine Kalorien und ich esse mich richtig satt. Trotzdem habe ich dauerhaft 25 Kilo abgenommen und mein Diabetes ist verschwunden.

Abnehmen ist genauso einfach wie der Gewinn der Fußballweltmeisterschaft. So, wie Ihre Mannschaft im Turnier mehr Tore als die Gegner schießen muss, so müssen Sie mehr Kalorien verbrauchen, als Sie aufnehmen. Mehr ist es nicht. Doch man muss kein Fußballfan sein, um zu ahnen, dass der Gewinn des WM-Titels die schwierigste Aufgabe im Fußball darstellt. Genauso ist es auch bei der Ernährung. Es ist eigentlich babyeinfach, dauerhaft Gewicht zu verlieren, aber fast alle Abnehmwilligen scheitern. Denn vieles dabei ist Kopfsache. Dieses Buch nennt Ihnen die Fallstricke, Sie können gar nicht anders, als rank und schlank in Ihre Zukunft zu gehen.

Ute Schüwer, Coach: »Mein Mann bat mich um Hilfe.«

Ich war schon mit Anfang 20 verdammt zum gesunden Leben. Wegen chronischer Nasennebenhöhlenentzündungen und Nahrungsmittelunverträglichkeiten musste ich mich schon damals mit gesunder Ernährung beschäftigen. Zuerst widerwillig, aber dann fing ich an, mich dafür zu begeistern. Ich entdeckte, dass meine Infekte verschwanden, als ich Zucker wegließ. Es wirkte besser als alle Antibiotika, die ich in den Jahren davor zuhauf genommen hatte. Und als ich Fertigprodukte, Milch und Weizenbrot von meinem Speiseplan verbannte, lösten sich meine Verdauungsprobleme in Luft auf. Ich stellte erstaunlicherweise fest, dass mir das Essen ohne Zucker und ohne Chemie viel besser schmeckte. Das hätte ich niemals erwartet.

All meine zaghaften Versuche, meinen Mann Rainer in den nächsten Jahren für gesundes Essen zu gewinnen, scheiterten erwartungsgemäß. Seine eigenen Diätversuche hatten bislang immer damit geendet, dass er am Ende noch mehr Kilo auf die Waage brachte. Deshalb hatte ich schon lange beschlossen, mich lieber um meine Baustellen zu kümmern, statt Rainer vergeblich zum Abnehmen zu bewegen. Ich war daher nicht wirklich optimistisch, was seinen erneuten Versuch während des Tandemurlaubs anging.

Aber nach ungefähr zwei Wochen sagte mein Mann während dieses denkwürdigen Urlaubs zu mir: »Weißt du was, ich würde so gerne nach dem Fasten weiter gesund essen und schlank werden. Aber mir ist jetzt klar geworden: Ich kann nicht ab jetzt mein ganzes Leben lang diszipliniert und gesund essen – das passt einfach nicht zu mir, das bin ich nicht. Das geht nicht. Ich will aber doch trotzdem vom Insulin wegkommen. Wie kann ich das denn machen?« Als ich diesen Satz hörte, war mir klar: Dieses Mal ist etwas anders.

Sätze dieser Art höre ich regelmäßig von den Führungskräften bei mir im Einzelcoaching: »Ich will unbedingt etwas verändern und gleichzeitig will ich es auf keinen Fall.« Da ich wusste, dass man dieses Dilemma nur sehr schwer allein gelöst bekommt, schlug ich Rainer vor: »Ich kenne eine Methode, mit der man genau dieses Dilemma lösen kann. Wenn du Lust hast, zeig ich dir das und du kannst es ausprobieren …«

Erstaunlicherweise – wer will sich denn schon von Partnerin oder Partner coachen lassen? – sagte er Ja.

Es folgten einige Wochen, in denen wir uns manchmal zu dem Thema zusammengesetzt und die Denkmuster erforscht haben, die bislang verhindert hatten, dass Rainer dauerhaft abnehmen konnte, und kreativ darin geworden sind, neue, für ihn passende und gleichzeitig gesundheitsförderliche Muster zu entwickeln. Gleichzeitig tauchte er in diverse Ernährungslehren ab. Er war wild entschlossen, probierte vieles aus und entdeckte einiges, was für mich komplett neu war.

Dieser Urlaub ist jetzt genau zehn Jahre her. Am Ende war mein Mann 25 Kilo leichter – und das ist noch heute so. Witzigerweise habe sogar ich – völlig unbeabsichtigt – damals noch fünf Kilo abgenommen. Nur, weil ich Rainers Ernährungsumstellung mitgemacht habe.

Wie es auch bei Ihnen klappt

Diese Erfolgsgeschichte möchten wir nicht für uns behalten. Deshalb zeigen wir Ihnen in diesem Buch drei Schritte auf, die Sie gehen können, wenn es Ihnen bislang ähnlich ging – wenn Sie immer wieder den Wunsch haben abzunehmen, immer wieder Versuche unternehmen und am Ende immer wieder beim gleichen Gewicht wie vorher landen oder sogar noch mehr auf die Waage bringen.

In diesen drei Schritten gehen Sie auf ganz unterschiedlichen Ebenen an Ihr Vorhaben. Denn wir stellen Ihnen nicht nur vor, wie eine gesunde und schlank haltende Ernährung aussieht, sondern auch, wie Sie die Umstellung kopfmäßig bewältigen. Dabei erkennen Sie die Denkmuster, die Ihnen eine Veränderung Ihrer Ernährung so schwermachen, lernen das Umdenken und erfahren gleichzeitig, welche Art von Ernährung Sie auf Dauer schlank und dabei satt und zufrieden macht.

Wenn Sie auf diese drei Dinge in Ihrer Ernährung achten, sind Sie auf dem besten Weg:

- keine zugesetzte Chemie im Essen essen
- nur gute Kohlenhydrate (also Gemüse und Vollkornprodukte) statt Weißmehl und Zucker essen
- ausreichend Fett und Eiweiß aufnehmen

Diese drei Ernährungsregeln sind ja überhaupt nicht neu. Und schon gar nicht bahnbrechend. Eigentlich weiß jedes Kind, dass das gesund ist. Aber das Problem ist, dass es kaum einer umsetzt. Für die meisten Menschen scheint es außerhalb ihrer Vorstellungskraft zu sein, sich so zu ernähren. Deshalb ist es uns so wichtig, in diesem Buch zu erforschen, woran das liegt, warum es so schwerfällt, gesund zu essen, und Ihnen einen Weg aufzuzeigen, wie Sie es sich leicht machen können.

Das sind die drei Schritte

Schritt 1: Bremsen lösen Sie erfahren, warum die meisten Vorsätze abzunehmen schon zum Scheitern verurteilt sind, bevor Sie überhaupt auch nur eine Kleinigkeit an Ihrem Essverhalten verändert haben. Denn unsere bekannten Denkmuster für Essen und Abnehmen verhindern sehr oft ein dauerhaftes Abnehmen. Deshalb geht es in Schritt 1 darum, diese Bremsen im Kopf zu lösen. Erst dann haben Sie Chancen, dass Sie die Veränderungen in Ihren Essgewohnheiten erfolgreich und dauerhaft umsetzen.

Außerdem lernen Sie, wie Sie es anstellen, dass Sie nicht nur zwei Monate oder zwei Jahre schlank bleiben (prominentes Beispiel: Joschka Fischer!), sondern auch nach zehn Jahren Ihr Wunschgewicht halten können.

Schritt 2: Lebensmittelauswahl treffen Hier erfahren Sie, warum bestimmte Lebensmittel dazu führen, dass Sie immer wieder zu viel davon essen, obwohl Sie es nicht wollen. Wir erforschen die Hintergründe: wie chemische Zusätze in der industriellen Nahrung unseren Appetit verändern, unserer Gesundheit schaden und sogar die Bakterien in der Darmflora so verändern, dass Abnehmen fast unmöglich wird.

Wir stellen Ihnen stattdessen eine naturbelassene Art zu essen vor, die Sie auf Dauer zu Ihrem Wunschgewicht bringt und Sie schlank hält. Es geht in diesem Buch nicht um eine Diät, sondern um eine andere Art dauerhafter Ernährung – es geht um Natur statt Chemie im Essen.

Die meisten stellen sich gesundes Essen viel zu verzichtorientiert vor. Solange Sie aber das Gefühl haben zu verzichten, werden Sie das niemals dauerhaft durchhalten wollen. Sie brauchen also eine Art von Ernährung, die Sie satt und zufrieden macht, die Ihnen schmeckt und die keine Wünsche offenlässt. Es geht also um das (Wieder-)Entdecken eines neuen Genusses statt um Verzicht. Es ist unser Anliegen in diesem Buch, Ihnen eine solche Art zu essen nahezubringen.

Schon mal vorab: Sie dürfen weiterhin Fleisch, Fisch, Eier, Butter, Fett und Kohlenhydrate essen – es kommt nur auf die Art der Verarbeitung und die Zusammenstellung der Lebensmittel an. Sie erfahren zum Beispiel, dass Kokosfett den Stoffwechsel anregt und Sie beim Abnehmen unterstützen kann. Sie dürfen sich sattessen und schlemmen und genießen. Wir möchten Ihnen Lust machen, einen neuen Genuss an natürlichen Lebensmitteln (wieder-) zu entdecken.

Schritt 3: Die neue Ernährung im Alltag umsetzen Im stressigen Alltag scheitern daran die meisten guten Vorsätze. Deswegen ist für uns ganz zentral die Frage, wie Sie mit wenig Aufwand gesund und lecker essen können. Wir haben aus unserer langjährigen Erfahrung die besten und praktikabelsten Koch- und Einkaufstipps zusammengestellt, die Ihnen die Umstellung leicht machen.

Schlussendlich geben wir Ihnen unsere besten Sport- und Bewegungstipps mit auf den Weg. Denn auch beim Thema Sport machen Anfänger gerne alles falsch, was man falsch machen kann. Dann aber nehmen Sie durch Sport an Gewicht zu. Mit unseren Tipps sparen Sie Zeit, Geld und Mühen. Abspecken werden Sie trotzdem.

Die vier Eckpfeiler des Abnehmerfolgs

1. Abnehmen findet im Kopf statt.
2. Es geht nicht um eine Diät, sondern um eine andere Art von (Dauer-)Ernährung.
3. Diese Ernährung besteht aus natürlichen Lebensmitteln – Natur statt Chemie.
4. Es geht um das (Wieder-)Entdecken eines neuen Genusses statt um Verzicht.

Und noch ein Hinweis: Wenn Sie sehr starkes Übergewicht haben oder das ganze Thema Gewicht und Essen Sie sehr belastet, empfehlen wir, sich therapeutisch unterstützen zu lassen. Links zu Therapeuten in Ihrer Nähe finden Sie im Anhang. Aber auch dann hoffen wir, dass dieses Buch Sie erleichtert und Ihnen hilfreiche Anregungen gibt.

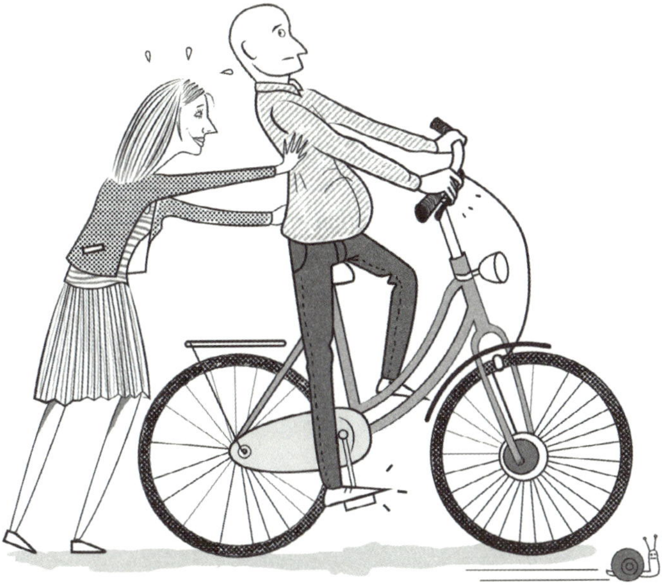

Schritt 1: Die Bremsen im Kopf lösen

Bevor Sie Ihre Ernährung umstellen, müssen Sie an ein paar Stellschrauben im Kopf drehen. Denn oft sind es unbewusste Denkmuster, die das Abnehmen so schwer machen.

Wollen Sie wirklich abnehmen?

Jeder Übergewichtige hat schon einmal versucht abzunehmen. Provokativ gesagt: Wer etwas anderes erzählt, schummelt. Bei dem Versuch, dauerhaft Gewicht zu verlieren, scheitern die allermeisten Moppeligen. Zu den größten Frustrationen zählt für Internisten die Bekämpfung von Übergewicht. Natürlich bieten manche Krankenkassen Diätberatungen an. Dort sitzen die Übergewichtigen dann ein paar Stunden lang und lassen die Beratung über sich ergehen. In Wirklichkeit warten nicht wenige von ihnen nur darauf, gleich in der Kaffeepause zum Kiosk laufen zu können, um sich Chips und Schokolade zu kaufen.

Jeder Übergewichtige ist davon überzeugt, dass er gerne abnehmen möchte. Doch das stimmt nicht ganz. In der Psyche der meisten von ihnen sind gewisse Anteile vorhanden, die gerne dick sein möchten. Da ist jeder Mensch anders, aber es gibt ein paar immer wiederkehrende Muster.

Ganz grundsätzlich ist das Bild des gemütlichen Dicken in uns als etwas Positives verankert. Es kann sein, dass bei den heute etwa 50-jährigen Menschen Bud Spencer einen großen Anteil an der Verankerung dieses Bildes hatte. Alle Kinder wollten in den 1970er-Jahren so groß und stark werden wie Bud Spencer.

Ein großer Teil der Männer ist außerdem lieber dick und unbeweglich, als gertenschlank und so beweglich wie eine Gazelle zu sein. Letzteres empfinden sie einfach als unmännlich bzw. meinen, es zeige Tendenzen zur Homosexualität. Dicke Männer haben sich ihren dicken Bauch in so mancher Stunde vor dem Fernseher oder am Tresen erkämpft. Ihr dicker Bauch war ihr Freund, wenn ihnen mal wieder der Chef oder die Ehegattin auf den Sack gegangen ist.

Kurzum: Es gibt Anteile der männlichen Psyche, die alle Abnehmversuche torpedieren. Denn die männliche Psyche weicht instinktiv davor zurück, dünn zu werden, wenn dünn werden bedeutet, dass man aussehen soll wie Woody Allen. Dummerweise sehen Sie aber aus wie Woody Allen, wenn Sie einfach nur abnehmen und kein Gewichtstraining machen. Bei Frauen ist alles noch komplizierter, dazu später mehr.

Rainer: »Dick war schick.«

Meine Mutter und mein Vater waren in ihrer Jugend ultraschlanke Menschen. Als ihr Sohn war ich ein spindeldürres Jüngelchen mit einem viel zu großen Kopf – der Anti-Wikinger schlechthin. Ich bin im Jahr 1967 geboren und somit in einer Zeit groß geworden, in der Männer dazu da waren, das Geld zu verdienen, sich beim Abendessen die größte Kartoffel zu nehmen und über das Fernsehprogramm zu bestimmen. Doch im Haushalt hatte meine Mutter komplett das Sagen. Zudem war sie die persönliche Köchin für mich und meinen Bruder.

Die Ernährungsphilosophie meiner Mutter war vorbelastet durch ihre Eltern. Ihr Vater war nämlich ein wirklich stark übergewichtiger Mann mit einer riesigen Plauze. Meiner Oma war das aber recht, denn in einer Zeit voller schlanker Männer war so ein stattlicher Mann wie mein Opa eine echte Ansage. Der Bauch meines Opas war sein Statussymbol und gleichzeitig der erotische Schlüsselreiz für meine Oma. Meiner Oma waren ich und mein Bruder absolut zu dürr. Wir standen für sie auf einer Stufe mit den damals zum ersten Mal in der deutschen Presselandschaft dokumentierten Kindern aus der Sahelzone. Meine Oma meckerte andauernd, dass wir viel mehr essen müssten.

Rebellion gegen Vorschriften

Mein Opa hat mir oft die folgende Geschichte erzählt: Wenn ihn sein Leben mal wieder richtig frustriert hat, dann hat er eine relativ gut besuchte Kneipe oder Gaststätte gesucht, in deren Hinterzimmer eine Gesellschaft feierte. Dort hat er das Licht ausgeknipst und ein paar Stühle in die Menge geworfen. Dann ist er, so schnell er konnte, weggelaufen, denn wenn sie ihn erwischt hätten, hätte die Geschichte für ihn mindestens im Krankenhaus geendet.

Ich weiß nicht, wie Eltern heute reagieren würden, wenn ihre Kinder so einen Unsinn anstellten. Ein Besuch beim Kinderpsychologen wäre wohl das Mindeste. Aber damals, im Deutschland der 1930er-Jahre, war solch ein Verhalten gang und gäbe. Mein Opa war ein ganz normaler Arbeiter und weit davon entfernt, ein asoziales Anhängsel der Gesellschaft zu sein. Er war auch beileibe nicht der Einzige, der so einen Blödsinn gemacht hat. Generell hatten die Menschen früher viel weniger Überwachung. Natürlich gab es sozialen Druck und soziale Erwartungen, aber beides war nicht so subversiv und eng gewoben wie heutzutage. Die Menschen waren nicht so reich, die Menschen waren nicht so schön, die Menschen mussten nicht so gut funktionieren wie heute. Wer wollte, konnte den ganzen Tag rauchen und Alkohol trinken.

Ich liebe es, in alten Schwarz-Weiß-Filmen die kleinen Details zu bemerken, die darauf hinweisen, was für eine andere Gesellschaft es doch früher war. Immer wird geraucht und fast immer wird getrunken. Es wird viel weniger diskutiert und dafür werden öfter mal die Fäuste geschwungen. Aber wenn man sich streitet, ist es nie so richtig ernst und zwei Szenen später haben sich alle wieder lieb.

Ich werde das Gefühl nicht los, dass heutzutage sehr viele Dicke diese ganz grundsätzliche Stimmung der 1930er-Jahre durch schlechtes Essen zu kopieren versuchen. Das übermäßige Schlemmen von schlechten Kalorien ist heute so ziemlich die letzte Möglichkeit, sich noch über alle Vorschriften hinwegzusetzen. So wie in den 1930ern. Sehr oft ist dieses Fehlverhalten begleitet von echten Fressattacken. Diese Fressattacken finden gerne am Abend oder am Wochenende statt, »Binge Eating« lautet der Fachausdruck dafür.

Unsere Angst vorm Gesundheitsrisiko

Ein großes Erfolgsgeheimnis der Menschheit ist es, Angst zu haben und faul zu sein – das behaupten wir ganz ohne hämischen Hintergedanken. Mehrere Hunderttausend Jahre lang sah der Alltag des Homo sapiens so aus: Der Sohn siedelt mit seiner Familie etwa 500 Meter von der Sippe des Vaters, wenn möglich am Flussufer. Das war es, mehr hat die Menschheit nicht getan. Damit eroberte die Menschheit in 350 000 Jahren fast ganz Afrika.

Heute ist es nicht viel anders. Die Masse der Menschen hat Angst und ist faul. Sie leidet unter ihrem eintönigen Leben und jammert die ganze Zeit nur. Aber wirklich etwas ändern will niemand, obwohl der Schritt ins persönliche Paradies so einfach wäre. Dazu gesellt sich die moderne Angst. Heutzutage nimmt es damit paranoide Züge an. Viele Menschen geben Unmengen an Geld für die Sicherung ihrer Wohnstätten aus. Doch niemand aus unserem Umkreis hat während seines gesamten Lebens einen Einbruch oder nur einen Einbruchsversuch verzeichnen müssen. Da stimmt etwas nicht mit der Relation von Bedrohungsrisiko und Angst.

Es stimmt auch etwas nicht bei der Angst vor Gesundheitsrisiken. Ein paar Zahlen des Statistischen Bundesamtes lassen weit blicken. In einem Zeitraum von zwölf Monaten sterben in Deutschland: ein Mensch an einem selbst gebauten Silvesterböller, zwei Menschen durch Erdrutsche, Lawinen oder Überschwemmungen, drei Menschen an Pilzvergiftungen, vier Menschen (meist Kinder) durch Hundebisse, acht Menschen durch Blitzeinschläge, 16 Menschen durch eine Allergie gegen Wespenstiche, 20 Menschen durch große Tiere (Pferde, Bullen), 25 Gebärende, 100 Menschen durch den Sturz von einer Leiter, 10 000 Menschen durch Selbstmord, 18 000 Menschen durch eine Infektion, 36 000 Menschen wegen Übergewichts.

Es gibt so viele Menschen, die durchdrehen, wenn sie beim Colatrinken von einer Wespe umschwirrt werden. Doch die wirkliche Gefahr lauert in der Cola, nicht in der Wespe. Rainer selbst leidet unter starker Flugangst, was ihn jedoch nicht davon abhält, andauernd zu fliegen. Man kann sich seinen Ängsten auch stellen und diese überwinden. Doch in den zwölf Stunden bis zum Abflug diagnostiziert jeder Gastroenterologe bei ihm Cholerasymptome, so oft muss er auf die Toilette. Allerdings sind 2017 in der weltweiten zivilen Luftfahrt an Bord von abgestürzten Fliegern nur 44 Menschen umgekommen (weitere 35 wurden als Passanten am Boden erschlagen). Vor dem Fliegen braucht man keine Angst zu haben.

Wir Menschen sollten stattdessen vor ungesunder Ernährung Angst haben. 36 000 Deutsche sterben jedes Jahr an ihrem Übergewicht, wobei uns etwas schleierhaft ist, wie die Statistiker die Todesfälle singulär auf diesen Parameter aussieben konnten. Wer Übergewicht hat, leidet oft auch unter Diabetes und gerne gesellt sich Bluthochdruck hinzu. Das führt nicht selten zum Herzinfarkt und daran sterben in Deutschland jedes Jahr etwa 350 000 Menschen. Außerdem verursacht ungesunde Ernährung Krebs. Deutschland beklagt jedes Jahr 230 000 Krebstote. Rauchen rafft 110 000 Deutsche dahin. Alkohol sorgt für 75 000 verblichene Landsleute.

Eine Studie der WHO fasst alle diese mathematischen Spitzfindigkeiten zusammen. Wenn Sie eine klassisch ungesunde westliche Lebensweise leben (keine Bewegung, mieses Essen, Alkohol, Rauchen, Stress und Übergewicht), dann verkürzen Sie Ihr Leben um durchschnittlich 17 Jahre. Wohlgemerkt müssen Sie dann weder so dick sein wie Jabba the Hut, auch kein Alkoholiker oder Kettenraucher. Sie leben einfach nur »ganz normal« ungesund und verschenken zwei Jahre mehr als lebenslänglich im Knast.

Alte Denkmuster loswerden

Es ist wie verhext: Wir wissen zwar genau, wie es geht – weniger Junkfood, weniger Chips und Schokolade, mehr Gemüse, scheinbar ist es so einfach –, und wir tun es trotzdem nicht. Trotz aller guten Vorsätze greifen wir wie ferngesteuert zu Süßigkeiten, öffnen wie hypnotisiert den Kühlschrank auf der Suche nach Hochkalorischem und essen die Chipstüte bis zum letzten Häppchen leer, obwohl wir wissen, dass uns davon schlecht wird. Von allen, die versuchen abzunehmen, schaffen es nur fünf Prozent dauerhaft. Die anderen sagen sich allabendlich: Ach, heute kann ich ja noch mal die Tüte Chips essen – morgen ist auch noch ein Tag zum Fasten ...

In diesem Kapitel zeigen wir Ihnen, wo wir auf der Bremse stehen, wenn es ums Abnehmen geht, und wie Sie diese Bremsen im Kopf lösen können.

Bremse 1: Das Ziel steht im Weg
Überhöhte oder negativ besetzte Zielvorstellungen wirken demotivierend.

Bremse 2: Falsche Vorstellungen von gesundem Essen
Diese führen zu überflüssigem Verzicht und Jo-Jo-Effekt.

Bremse 3: Wer hetzt, isst zu viel
Ungesunde Gewohnheitsmuster durchbrechen.

Ganz wichtig dabei ist: Während Sie dieses Kapitel lesen, dürfen Sie weiterhin alles zu sich nehmen, wonach es Sie gelüstet. Denn, wie Sie noch sehen werden, bringen pauschale Verbote von Süßigkeiten oder anderem meistens nichts. Aber Sie können sich überraschen lassen, ob sich schon beim Lesen bei Ihrem Verlangen nach bestimmten Nahrungsmitteln etwas verändert.

Wir laden Sie ein auf eine Forschungsreise zu sich selbst, bei der Sie sich besser kennenlernen können. Wenn das, was Sie bislang zum Thema Abnehmen ausprobiert haben, Ihnen noch nicht geholfen hat, möchten wir Ihnen Lust machen darauf, etwas Neues auszuprobieren.

Wir geben Ihnen eine Menge Anregungen und Ideen an die Hand, die Sie sofort ausprobieren können.

Ute: »Methoden müssen effizient sein.«

Noch eine Bemerkung zu den hier vorgestellten Anregungen und Methoden: Bei den vielen Weiterbildungen, die ich im Bereich Coaching gemacht habe, hat mich ganz besonders mein Coachinglehrer Gunther Schmidt geprägt und inspiriert. Die hier vorgestellten Methoden fußen im Wesentlichen auf seinem hypnosystemischen Ansatz. In den 20 Jahren meiner Praxiserfahrung habe ich gerade seine Methoden als extrem schnell wirksam und effizient im Alltag erlebt. Natürlich habe ich die Methoden auf meine Art angewendet oder abgewandelt.

Bremse 1: Das Ziel steht im Weg

Wir möchten Sie zunächst zu einer kleinen gedanklichen Reise inspirieren: Erinnern Sie sich an eine Situation in Ihrem Leben, in der Sie etwas gemacht oder erreicht haben, worauf Sie stolz sind. Eine Situation, die für Sie mit einem guten Gefühl verbunden ist. Das kann zum Beispiel eine Reise sein, von der Sie lange geträumt haben und die Sie dann unternommen haben, ein Hobby, mit dem Sie begonnen haben, das Ihnen Freude macht, ein schönes Fest, das Sie organisiert haben, oder ein beruflicher Erfolg.

Wenn Sie sich an den Moment erinnern, bevor Sie anfingen, erste Schritte zu tun – was haben Sie sich da vorgestellt? Welche Bilder sind in Ihrem Kopf entstanden? Wenn Ihr Traum eine Reise nach Mexiko war, haben Sie sich vielleicht auf einem mexikanischen Markt gesehen oder an einem pazifischen Strand. Wenn Ihr Traum Paragliding-Lernen war, haben Sie sich wahrscheinlich gesehen, wie Sie über der Landschaft schweben. Oder Sie haben Bilder im Kopf gehabt, wie Sie auf Ihrer Geburtstagsparty tanzen und Spaß haben.

Und wie hat sich das angefühlt? Vermutlich gut – aufregend oder freudig. Und damit hat es sich so motivierend angefühlt, dass Sie angefangen haben, das Projekt Realität werden zu lassen.

Wollen Sie abnehmen? Jein!

Und jetzt denken Sie an Ihr Projekt »Abnehmen«. Wenn Sie dieses Buch lesen, haben Sie wahrscheinlich zumindest mal mit dem Gedanken gespielt abzunehmen. Welche Gedanken tauchen da spontan auf? Wie fühlt sich das an? Welche Bilder haben Sie dazu im Kopf? Legen Sie das Buch für ein paar Minuten zur Seite, bevor Sie weiterlesen, und nehmen Sie Ihre Gedanken, Gefühle und Bilder zum Thema »Abnehmen« wahr.

Wenn sich das jetzt gar nicht gut angefühlt haben sollte, dann sind Sie in guter Gesellschaft, denn die meisten Menschen verbinden mit dem Abnehmen eher unangenehme Gefühle und Gedanken wie diese:

- Das ist so aufwendig und anstrengend (ich muss anders einkaufen, womöglich für die Kinder etwas anderes kochen, viel planen).
- Dafür muss ich ja hungern, das schaffe ich sowieso nicht.
- Dann habe ich keinen Spaß mehr im Leben!
- Es ist uncool, so diszipliniert zu sein, das ist mir viel zu angepasst, vernünftig und langweilig, so will ich nicht sein.
- Das verbinde ich mit verbiesterten, verhärmten, schlecht gelaunten Menschen.
- Es hat doch schon so oft nicht geklappt!
- Es ist ungesellig und divenhaft, immer nach einer Extrawurst fragen und sich erklären zu müssen.
- Ich möchte mich gar nicht so viel mit dem Thema beschäftigen, wo es doch eigentlich so nebensächlich ist.

Vielleicht tauchen Bilder auf, wie Sie sich selbst sehen – vor einem Teller mit ein paar Salatblättern, die Sie missmutig kauen. Oder vor einem Essen, an dem die Sahne fehlt. Oder einem Butterbrot ohne Butter. Vielleicht sehen Sie sich auch in einer schlankeren Version, aber mit schlaffer Haut – und so finden Sie sich gar nicht attraktiv.

Mit solchen Gedanken und Bildern sind verständlicherweise starke Unlustgefühle, Stress- oder Überforderungsgefühle verbunden. Manche haben sogar Ohnmachtsempfindungen oder fühlen sich handlungsunfähig.

In der Einleitung haben wir gesagt, dass es bei der Ernährung, die wir Ihnen vorschlagen, um einen neuen Genuss geht. Aber zurzeit passt Abnehmen in Ihrer Vorstellung vielleicht noch nicht mit Genuss zusammen. Das zusammenzubringen, dabei möchten wir Sie unterstützen und dazu braucht es zunächst ein paar gedankliche Kniffe.

Kopf und Bauch wollen nicht das Gleiche

Schauen wir uns mal genauer an, was passiert, wenn Sie sich mit der Idee »Abnehmen« beschäftigen. Man könnte es so beschreiben: Einerseits möchten Sie abnehmen, weil Sie gesund und attraktiv sein möchten – und gleichzeitig gibt es eine Seite in Ihnen, die alles möchte, nur nicht abnehmen.

So geht es zum Beispiel einer Freundin von uns, nennen wir sie Marianne: »Mein Leben lang fühle ich mich zu dick – eigentlich kenne ich es gar nicht anders. Und immer wieder sage ich mir: ›Jetzt reicht's wirklich, jetzt will ich endlich wenigstens mal fünf Kilo verlieren.‹ Und schon bei dem Gedanken fühle ich mich total gestresst und überfordert. Es erscheint mir so anstrengend, das zu schaffen. Und mein Leben ist doch wirklich schon kompliziert genug. Nachtisch und Kuchen liebe ich über alles, das ist für mich einfach Lebensqualität. Ich fühle mich in einem Teufelskreis, total ausgebremst und komme keinen Schritt weiter.«

Es ist so, als hätte Marianne Engelchen und Teufelchen auf der Schulter sitzen – der eine schreit: »Jetzt endlich unbedingt abnehmen!« und der andere: »Niemals, den Stress tu ich mir nicht an!« Und beide schreien mit der Lautstärke eines plärrenden Kleinkindes. Das ist anstrengend und erzeugt Stress.

Diese beiden Seiten in uns nennen wir oft auch einfach Verstand oder Kopf- und Bauchgefühl oder einfach Bauch. Wobei bei diesem Thema der Bauch natürlich besonders passend ist, weil es ja um den Bauch geht – oder sollten wir sagen, es geht dem Bauch an den Kragen?

Nehmen wir das Beispiel von Hendrik, 42 Jahre: »Mit 20 war ich wirklich schlank. Aber über die Jahre habe ich von Jahr zu Jahr Speck zugelegt, inzwischen so rund 20 Kilo – kein Wunder, ich bin beruflich viel unterwegs und esse gerne Junkfood. Jetzt hat mir mein Arzt wegen schlechter Blutfettwerte und Bluthochdruck dringend geraten abzuspecken. Na klar wäre ich gerne gesünder. Aber wenn ich mir mich selber in der dünnen Version – wie damals mit 20 – vorstelle, gefalle ich mir gar nicht. So eine Bohnenstange möchte ich nicht wieder sein.

Eigentlich fühle ich mit meinem Bauch ganz wohl. Sogar in meinem Beruf fühle ich mich sicherer in meinem Auftreten, vielleicht, weil ich einfach ›mehr‹ bin.«

Bei Hendrik sagt also sein Kopf: »Tu was für deine Gesundheit und nimm ab!« Sein Bauch sagt aber: »So eine Bohnenstange will ich nicht sein. Ich brauche etwas Bauch für meine Durchsetzungskraft im Job.«

Und was passiert dann? Das Problem ist, dass wir uns die Bauchziele meistens nicht bewusstmachen. Das ist kein Wunder, denn sie scheinen ja so unvernünftig und kindisch. Dagegen scheinen die Kopfziele ganz vernünftig und logisch. Wenn wir uns die Bauchziele aber nicht bewusst machen oder als dumm abtun, wirken sie trotzdem – auf einer unbewussten, unwillkürlichen Ebene, und zwar stärker als die Kopfziele, die wir uns gesetzt haben. Um zu verstehen, warum das so wirkt, lohnt sich ein Ausflug in die Hirnforschung. Die besagt, dass eine unwillkürliche Reaktion immer schneller und stärker wirkt als das bewusste, geplante Handeln.

Stellen Sie sich vor, Sie beschließen, Ihre abendliche Schokolade wegzulassen. Dann stellen Sie fest, dass Sie stattdessen nachmittags zwischendurch Wurst und Käse naschen. Die Uhrzeit ist eine andere und das, was Sie zu sich nehmen, hat sich verändert. Solange Sie sich Ihre Bauchziele nicht bewusst gemacht haben, wirken sie weiter und sorgen dafür, dass Ihr Bauch bleibt. Kurzfristig ist es immer möglich, eine Zeit lang abzunehmen, aber zumindest langfristig wird es fast unmöglich – der Bauch bleibt!

Wenn Sie bislang also die Erfahrung gemacht haben, dass Sie nur halbherzig Ihr Abspeckprojekt angegangen sind, nach einer Zeit der Gewichtsabnahme ganz schnell alles wieder zugenommen haben oder Versuche erst gar nicht gestartet haben, weil es sowieso nicht zu schaffen schien, kann es also sein, dass unwillkürliche Bauchziele bei Ihnen gewirkt haben.

Daraus folgt – und das ist ein ganz wichtiger Punkt: Wenn Sie bislang nicht erfolgreich waren in Ihren Abnehmversuchen, liegt das eben nicht daran, dass Ihnen die Disziplin und die Willenskraft fehlen! Wir sagen das so deutlich, weil die meisten notorischen Abnehmversuchler sich genauso bewerten und auch von ihrer Umwelt so bewertet werden: »Der hat einfach einen zu schwachen Willen. Wenn er nur wirklich wollte, würde er es ja schaffen!« Es liegt aber nicht am mangelnden Durchhaltevermögen, sondern daran, dass Sie einen inneren Zielkonflikt haben. Oder anders gesagt: Ihr Ziel war bislang noch nicht stimmig für Sie.

Bevor wir uns damit beschäftigen, wie Sie trotzdem auch Ihre Kopfziele erreichen können, sehen wir uns noch ein paar typische, weitverbreitete Bauchziele zum Thema »Abnehmen« an.

Bauchgründe

Bauch = stark, männlich, erfolgreich Auch wenn uns das aktuelle Schönheitsideal in Film, Fernsehen und Zeitschriften vorgaukelt, nur schlanke und sportliche Menschen seien attraktiv und erfolgreich, gibt es durchaus in unserer Kultur noch andere Bewertungen von Körperfülle. Vielleicht kennen Sie aus der Generation Ihrer Großeltern solche Sprüche wie »Ein Mann ohne Bauch ist kein Mann«, »Du bist wer, wenn du einen Bauch hast« oder »Iss, damit du groß und stark wirst«. Oder einen Satz, der von Mangelerfahrungen im Krieg geprägt ist und den sprichwörtlichen Wohlstandsbauch nach dem Krieg befördert hat: »Es wichtig, sich was anzuessen, damit du in kargen Zeiten was zuzusetzen hast.«

Und diese Bewertungen übernehmen wir oft unbewusst von unseren Eltern oder Großeltern. Wir fühlen uns dann zum Beispiel selbstbewusster oder durchsetzungsstärker mit mehr Leibesfülle. Ganz schlicht gesagt, sind Sie einfach mehr – Sie sind nicht zu übersehen. Damit verbinden wir auf einer unbewussten Ebene, dass wir besser wahrgenommen und ernst genommen werden.

Sabine Asgodom, eine sehr erfolgreiche Trainerin, Autorin und beliebte Rednerin, beschreibt es so, dass ihr Dicksein es ermöglicht, in der Männerwelt, in der sie sich beruflich bewegt, »ihren Mann zu stehen«. Die Heilpraktikerin Rosina Sonnenschmidt behauptet sogar, der

Hauptgrund für hartnäckiges Übergewicht sei, dass man sich im übertragenen Sinne zu leicht fühle und »gewichtiger« sein möchte.

Bauch = attraktiv Auch diese Idee ist weiter verbreitet, als man angesichts von Heidi Klums Supermodelsuche und anderer Modelcontests denken sollte. Eine Freundin von uns sagt immer: »Ich habe wenig Falten im Gesicht und das soll auch so bleiben – ab einem gewissen Alter muss man sich einfach entscheiden, ob man im Gesicht oder am Körper gut aussehen will. Da ist mir das Gesicht wichtiger.« Viele Frauen denken auch, Männer mögen mollige Frauen. »Ich bin weich und gut anzufassen. Zu dürr und knochig will ich auf keinen Fall werden.« Hier kommt eine zweite Eigenschaft der Bauchziele ins Spiel: Sie sind nicht nur schneller als unsere Vernunftziele, sondern sie lieben Schwarz-Weiß-Denken. Da braucht man sich nur die aktuellen mageren Models anzusehen. Da ist es naheliegend, zu der Bewertung zu kommen: schlank = mager = unattraktiv. Und um das bloß zu vermeiden, schlägt das Bauchziel in die andere Richtung aus: lieber etwas zu mollig als zu dünn.

Bauch = genießen Eine Coachingkundin von Ute bringt es auf den Punkt: »Ich will nicht so werden wie die verbiesterte Nachbarin – die ist zwar schlank, dreht aber jedes Salatblatt um und scheint keinen Spaß mehr am Leben zu haben. Für mich spielt Genuss beim Essen so eine wichtige Rolle, dass ich nicht darauf verzichten möchte – ich will essen, was mir schmeckt. Mich so zu disziplinieren funktioniert nicht. Das bin ich einfach nicht. Wenn ich nicht mehr schlemmen darf, fehlt mir was an Lebensqualität.« Vielleicht kennen Sie das: Abnehmen erscheint kompliziert und anstrengend. Gedanken wie: »Ich will's leicht haben – im Leben muss ich mich schon genug anstrengen, jetzt nicht auch noch bei dem, was mir Spaß macht, was doch Genuss sein soll. Dann habe ich ja gar nichts Schönes mehr im Leben.«

Auch hier macht das unbewusste Bauchziel wieder eine einfache Gleichung auf: Wenn dick = gemütlich und genießerisch, dann dünn = verbiestert. Es besteht also höchste Gefahr, wenn ich schlank werde, auch verbiestert zu werden. Graustufen existieren für das Bauchziel nicht.

Wenn Sie solche Gedanken kennen, dann ist es für Sie ganz besonders wichtig, dass Ihre – dauerhafte – Ernährung genussvoll ist und Spaß macht. Dieser Punkt spielt nach unserer Erfahrung eine so entscheidende Rolle, dass wir ihm ein eigenes Kapitel (S. 83) widmen.

Bauch = Rebellion gegen Vorschriften Auch das ist ein ganz wichtiger Aspekt, den wir uns oft nicht klarmachen: Wenn ich abnehme, dann tue ich genau das, was mir seit Jahren die anderen immer sagen – und da können Sie jetzt einsetzen, was für Sie passt: mein Mann, meine Frau, meine Eltern, mein Arzt, Zeitschriften, die Werbung, Ernährungsratgeber usw. Dann gebe ich ja zu, dass sie alle recht hatten – dann mache ich es erst recht nicht! Das klingt auf den ersten Blick nach kindlichem Trotz, spielt aber eine wichtige Rolle. Letztlich stehen dahinter das Bedürfnis nach Autonomie und Selbstbestimmung und das Gefühl, sich nichts verbieten zu lassen. »Ich will mir nichts vorschreiben lassen. Ich möchte selber entscheiden, wie ich lebe und wie ich esse.«

Und noch ein anderer Gedanke kann da eine Rolle spielen: »Ich will gefälligst so gemocht werden, wie ich bin. Die anderen sollen also bloß aufhören, rumzunörgeln und mir zu sagen, wie ich sein sollte und was ich machen soll. Vorher mach ich schon mal gar nichts …«

Das ist natürlich auch ein Dilemma für dieses Buch, denn auch wir sagen, was Sie tun sollen – so zumindest könnten Sie es lesen. Wenn wir Ihnen vorschreiben, was Sie essen sollen oder wie Sie aussehen sollen, wird es allerdings für Sie nicht funktionieren. Sondern es wird eher Ihre rebellische, unangepasste Seite stärken, die sich gegen jegliche Art von Vorschriften wehrt.

Zu Recht! So sehen wir das: Ganz wichtig ist, nichts von dem zu tun, was wir Ihnen sagen – es sei denn, es überzeugt Sie wirklich oder Sie haben Lust, etwas auszuprobieren. Aber vorher bitte noch mal das Bauchgefühl fragen! Denn wir beschreiben nur, was für uns gut funktioniert. Das kann für Sie ganz anders sein. Wir machen nur Vorschläge. Sie suchen sich aus, was für Sie funktionieren kann. Sie entscheiden, worauf Sie Lust haben, was zu Ihnen passt und was Sie in welcher Reihenfolge ausprobieren möchten. Sie wählen aus, wandeln ab, verwerfen, kommen auf neue Ideen. Entwickeln Sie Ihre eigene individuelle, zu Ihnen passende genussvolle Ernährung.

Und ganz wichtig: Während Sie das Kapitel über die Bremsen im Kopf lesen, essen Sie bitte unbedingt alles weiter, was Ihnen schmeckt und was Sie normalerweise essen – Schokolade, Junkfood, Chips & Co.

Die Lösung: Mit Kopf und Bauch zu neuen Zielen

Nehmen Sie Ihre Bauchziele ernst

Hinter all diesen auf den ersten Blick unvernünftigen Gründen stehen also wertschätzbare Bedürfnisse und wichtige Werthaltungen: der Wunsch nach körperlicher Präsenz und Durchsetzungskraft, nach Attraktivität, Anerkennung, Selbstbestimmung und Genuss. Alles sind wichtige Bedürfnisse und eben gar nicht blöd. Wenn Sie sich die Bauchgründe noch mal ansehen – bei welchen Sätzen klingelt es bei Ihnen? Was kommt Ihnen bekannt vor? Und nun? Wie lässt sich das mit dem Wunsch abzunehmen vereinbaren?

Erinnern Sie sich an Hendrik, der sich nicht mochte als dünne Bohnenstange. Er sagt: »Auf die Frage, welches Bild von mir als schlanker Mann ich mögen könnte, hatte ich sofort ein neues Bild von mir im Kopf – nämlich deutlich schlanker als jetzt, aber auch muskulöser. Mir das vorzustellen fühlte sich wirklich gut an. Allerdings habe ich berufsbedingt wenig Zeit und überhaupt gar keine Lust, regelmäßig ins Fitnessstudio zu gehen. Das hatte ich schon früher ausprobiert und es hat immer so geendet, dass mein Konto um einen Jahresbeitrag ärmer war, ich aber höchstens zweimal im Fitnessstudio gesehen wurde. So sollte es diesmal nicht sein. Ich suchte mir eine einfache 20-minütige Reihe Kraftübungen aus, die mir Spaß machten und die ich ohne Geräte machen konnte. Deshalb konnte ich sie überall – also auch im Hotelzimmer – machen. Zweimal in der Woche reicht völlig aus für mich – das gibt mir ein gutes Körpergefühl und macht es mir viel leichter, auf gute Ernährung zu achten. Der Witz ist: Wenn ich es mal auslasse für ein oder zwei Monate, das kommt durchaus mal vor, dann lege ich sofort ganz schnell wieder ein paar Kilo zu. Wenn ich dann aber wieder anfange mit meinen Übungen, geht es fast wie von allein, dass das Fett wieder schwindet.

Bei Marianne ist es auch kein Wunder, dass es ihr bislang noch nicht gelungen ist, denn ihre Vorstellung von einem dauerhaften Schlanksein ist automatisch mit der Vorstellung von Verzicht und Genussfeindlichkeit verbunden. Verständlicherweise entscheidet sie sich in verschiedenen Alltagssituationen dann lieber für Genuss als für Verzicht. Bei ihr hat es geholfen, sich klarzumachen, dass genussvolles Essen einfach zu ihr dazugehört. Sie suchte nach Rezepten für Nachtische, die keine Zuckerbomben sind, sondern nur mit natürlicher Süße von Obst oder Trockenfrüchten gesüßt wurden. »Das war am Anfang wirklich gewöhnungsbedürftig – die ersten Bissen schmeckten sehr fad. Aber schon nach ein paar Tagen fing ich an, mehr Geschmack wahrzunehmen, und finde es jetzt viel leckerer als das völlig übersüßte Zeug, das ich vorher gegessen habe. Sogar meine Hauptmahlzeiten schmecken jetzt intensiver, weil meine Geschmacksnerven wieder feiner geworden sind. Ich experimentiere viel mit Kräutern und Gewürzen und Essen ist für mich insgesamt sogar noch genussvoller als vorher geworden.«

In beiden Beispielen waren die Bilder von der schlanken Wunschvorstellung negativ besetzt: Marianne verbindet damit die Vorstellung eines genussfreien, völlig reglementierten und disziplinierten Lebensstils. Und für Hendrik ist seine Vorstellung von sich als schlankem Mann nicht attraktiv. Beiden war vorher nicht bewusst, dass sie gewichtige – und nachvollziehbare – Gründe hatten, ihr Ziel Gewichtsreduktion nicht ernsthaft anzugehen.

Verbinden Sie Kopf und Bauch

Der größte Fehler, den Sie machen können, ist, Ihr Bauchgefühl einfach zu übergehen. Genau das tun wir aber meistens, weil diese Bauchziele ja so unvernünftig und kindisch erscheinen. Und weil es doch so klar scheint, dass die Kopfziele wirklich die besseren sind.

Bauchziele sind immer schneller als der Verstand. Was passiert also, wenn Sie Ihre Bauchziele einfach nicht beachten? Sie wirken trotzdem, und zwar auf einer unbewussten Ebene, und führen dazu, dass Sie irgendeine Strategie finden, Ihren Bauch doch zu erhalten.

Um es ganz deutlich zu sagen: Gegen die unbewussten Bauchgründe haben Sie keine Chance! Eine Chance haben Sie nur, wenn Sie Ihre Bauchgründe ernst nehmen und in Ihre Zielvorstellung einbauen. So, als würden Sie ihrem Ziel, Gewicht zu verlieren, ein zweites, gleichwertiges Ziel beigesellen. Konkret kann das zum Beispiel bedeuten:

- Ich möchte genussvoll leben und essen und dabei abnehmen.
- Ich möchte mein Selbstbewusstsein und meine Durchsetzungskraft stärken, damit ich mich auch schlank in meiner Haut wohlfühlen kann.

Damit wird gleich klar, dass auch andere Lebensbereiche beim Thema Gewicht eine Rolle spielen. Sie könnten sich dann fragen: »Was bedeutet für mich genussvolles Leben überhaupt?«, »Welche anderen Lebensbereiche – außer Ernährung – kann ich mir genussvoll gestalten?« Oder: »Wie kann ich mein berufliches Verhandlungsgeschick oder mein Durchsetzungsvermögen weiterentwickeln?«

Lassen Sie Ihren Bauch sprechen!

Die gute Nachricht ist: Oft reicht es, sich bewusst zu machen, welche unterschwelligen Bauchziele bei Ihnen wirken und querschießen, wenn es ans Abnehmen geht. Wenn Sie noch mal auf die Beispiele für Bauchziele gucken – bei welchen klingelt es bei Ihnen? Was kommt Ihnen vertraut vor?

Stellen Sie sich vor, Ihr Bauchziel dürfte mal zu Wort kommen – was würde es sagen? Sie können zum Beispiel einen Spaziergang machen und sich dabei die Wünsche (oder den Frust) Ihres Bauchziels erzählen. Oder Sie nehmen sich ein Blatt Papier und schreiben es auf. Am besten wortwörtlich: 1000 Gründe, warum ich niemals abnehmen will …

Wieso soll das denn helfen? Ganz einfach – wenn Sie sich Ihre Bauchziele auf diese Art bewusst machen, hat das zwei Effekte:

- Die Bauchziele werden gehört und ernst genommen – das entspannt, denn die Bauchziele sind wichtig.
- Es schafft Distanz: Wenn Sie sich klarmachen, dass Sie Engelchen und Teufelchen auf der Schulter sitzen haben, können Sie besser entscheiden, wem Sie folgen wollen. Oft reicht es, sich klarzumachen: »Eigentlich tue ich das jetzt für meine geliebte Oma, weil Oma immer gesagt hat: ›Ein Mann ohne Bauch ist kein Mann‹«, wenn Sie sich gerade anschicken, etwas Ungesundes zu essen.

Manchmal reicht es aus, sich eine Zeit lang mit diesen bislang unbewussten Zielen zu beschäftigen. Das bedeutet, einfach zu erforschen, was bei Ihnen eine Rolle spielt. Sie können auch jeden Tag aufschreiben, welche Gedanken Sie zum Thema Essen haben. Das hilft, um seinen unterschiedlichen Wünschen und Zielen auf die Spur zu kommen.

Was ist für Sie also das wichtigste Bauchziel oder die wichtigsten beiden Bauchziele, die Sie neben Ihr Ziel »Abnehmen« stellen möchten? Wenn Sie sich jetzt noch mal vorstellen, Sie erreichen Ihr Ziel – wie fühlt es sich jetzt an? Wie sieht Ihr Bild von sich in der schlankeren Version aus?

Finden Sie ein Ziel mit Zugkraft

Im letzten Schritt konnten Sie für sich untersuchen, welche Bauchgründe Sie bislang daran gehindert haben, Ihr Wunschgewicht zu erreichen, und eine Idee entwickeln, wie Sie eine gute Kooperation mit Ihrem Bauchziel eingehen können. Aber selbst wenn es Ihnen gelingt, Ihre bisherigen Hinderungsgründe zu umschiffen, hat das Ziel »Abnehmen« für die meisten Menschen noch keine wirklich positive Zugkraft.

Wir möchten Ihnen deshalb noch einen zweiten gedanklichen Kniff sehr ans Herz legen. Es geht darum, ein Ziel mit Zugkraft für Sie zu finden. Fragen Sie sich: Was steht an Wünschen hinter meinem Ziel? Oder anders gefragt: Was will ich damit erreichen? Warum will ich überhaupt abnehmen? Das kann sehr unterschiedliche Gründe haben, zum Beispiel:

Ich möchte …

- endlich wieder Fußball spielen können,
- einen flachen Bauch haben,
- wieder Kleider tragen können,
- mich gut bücken können,
- mich attraktiv finden,
- mich lebendig fühlen,
- körperlich fit sein,
- mich in meinem Körper wohlfühlen,
- wieder mehr Energie haben,
- gute Blutfettwerte/Blutdruckwerte/Blutzuckerwerte haben,
- meine Beweglichkeit genießen,
- mich selbst mögen,
- ein gutes Selbstbewusstsein haben,
- mit meinen Kindern toben,
- mit meinem Mann tanzen gehen,
- eine mehrtägige Fahrradtour/Wandertour machen können,
- mit gesunden Knien joggen,
- …

Was gilt für Sie? Welches Ziel hört sich für Sie attraktiv an? Was hat für Sie positive Zugkraft? Lassen Sie sich Zeit dafür, eine Idee entstehen zu lassen. Vielleicht taucht innerhalb der nächsten Tage eine Idee, ein Bild auf.

Und auch da können Sie die Idee jeweils genauso prüfen. Stellen Sie sich vor, Sie hätten Ihr Ziel erreicht. Wie fühlt sich das an? Welche Bilder von sich sehen Sie? Welches Lebensgefühl ist damit verbunden? Vielleicht sehen Sie sich, wie Sie mit Ihren Kindern toben oder nach einer Tagesetappe mit dem Fahrrad im Hotel ankommen. Und wenn Sie sich dann so ansehen: Welches Gewicht haben Sie da? Wie sehen Sie aus? Was haben Sie an? Was hat sich verändert? Basteln Sie so lange an Ihrem Zielbild, bis es sich gut anfühlt.

Und noch etwas: Oft denken wir so etwas wie »Erst wenn ich wieder xy wiege, dann gehe ich wieder tanzen« (oder Fußball spielen oder wandern oder was immer Sie gerne tun). Machen Sie es lieber andersherum – gehen Sie ab jetzt sofort tanzen und tun Sie das, was Sie schon lange gerne wieder tun möchten.

Realistische Ziele setzen

Das führt uns zu einem dritten wichtigen Punkt: Welches Gewicht wünschen Sie sich überhaupt? Wenn Sie mal so spontan aus dem Bauch heraus antworten – wie viele Kilo bringen Sie dann auf die Waage? Und wie viel weniger ist das als Ihr jetziges Gewicht? Vorsicht ist angebracht, wenn Sie sich bei der Frage mit 17 Jahren sehen – und das 30 Jahre her ist. Oder Ihre Bikinifigur damals vor 15 Jahren nach einer langen Diät. Das heißt, wenn Sie Ihr absolutes Traumgewicht als Maßstab nehmen, das Sie vielleicht irgendwann im Leben mal kurzfristig erreicht hatten. Natürlich ist es theoretisch auch möglich, dass Sie es auch heute erreichen – aber die Frage ist, ob Sie so ein Ziel motiviert, wirklich loszulegen? Meist spüren Sie schon, dass Sie dieses Traumgewicht wahrscheinlich doch nie wieder erreichen werden, oder wenn, dann nur für kurze Zeit. Und das ist so demotivierend, dass Sie gar nicht erst loslegen. Das ist völlig verständlich. Und es liegt nicht daran, dass Sie zu undiszipliniert oder nicht willensstark genug sind, sondern daran, dass das Ziel zu hoch gesteckt ist. So wird das Traumziel dann schnell zum Albtraumziel, weil es Ihnen immer wieder im Weg steht und Sie hindert, wenigstens kleine Schritte in die Richtung zu unternehmen.

Und natürlich sind diese schlanken Wunschbilder von uns auch geprägt vom aktuellen, immer noch übermäßig dünnen Schönheitsideal. Es ist schwer, sich dieser Wirkung zu entziehen, da wir in allen Lebensbereichen damit konfrontiert sind und uns in Fernsehen, Film, Werbung und Zeitschriften extrem schlanke Menschen suggerieren: »So musst du aussehen, sonst ist irgendetwas falsch an dir.« Oder ganz einfach: »Du bist nicht dünn genug!«

Hilfreicher als die Vorstellung vom unrealistischen Schlankheitswahn ist die Frage: In welchem Körper fühlen Sie sich wirklich wohl? Was passt zu Ihnen? Eine Freundin von uns leidet sehr darunter, dass sie sich zu dick findet – und das ist seit ihrer Pubertät ein Thema für sie. Dabei ist sie eine sehr attraktive Frau mit einer tollen Figur – nur hat sie eben keine knochige, dürre Modelfigur, sondern ist etwas weiblicher mit schönen Rundungen. Von außen betrachtet war es immer so, dass es kein Problem gab, außer dass sie sich unwohl fühlte in ihrem Körper. Denn sie hat ein Idealbild von sich als einer superschlanken Frau im Kopf, was völlig unrealistisch ist und gar nicht zu ihr und ihrem Körperbau passt.

Das Problem ist: Wenn Sie Ihren Körper nicht mögen, werden Sie ihn vermutlich auch nicht wirklich mögen, wenn Sie ein paar Kilo weniger auf der Waage haben – dann geht es eigentlich um Ihr Selbstbewusstsein. Es lohnt sich, sich mit den eigenen Schönheitsvorstellungen zu beschäftigen. Denn langfristig werden Sie nur erfolgreich darin sein, Ihre Ernährungsgewohnheiten positiv zu verändern, wenn Sie eine positive Einstellung zu Ihrem Gewicht und zu Ihrem Körper entwickeln. Der sehr sehenswerte Dokumentarfilm »Embrace – Du bist schön!« will Frauen genau das vermitteln: ein positives Gefühl für ihren Körper, so wie er ist. Die Regisseurin Taryn Brumfitt stellt die Frage, warum so viele Frauen unzufrieden sind mit ihrem Körper. Sie recherchiert, dass 45 Prozent der Frauen mit gesundem Gewicht sich für übergewichtig halten. Und schon 70 Prozent der Mädchen sind unzufrieden mit ihrem Körper. Da ist definitiv etwas schief an unserem Körperbild.

Vielleicht kommen Sie zu dem Schluss, dass sie gar nicht abnehmen möchten, sondern sich lieber wohlfühlen möchten in Ihrem Körper, so wie er jetzt ist. Und sich schön finden, so wie Sie jetzt aussehen. Oder Sie entdecken bei Ihrer Zielsuche ein ganz anderes Ziel, das Ihnen viel mehr am Herzen liegt, und Ihr Gewicht wird nebensächlich. Fragen Sie sich also ernsthaft, ob es Ihnen wirklich ums Abnehmen oder eigentlich um ein anderes Bedürfnis geht.

Eine Möglichkeit, sich einem realistischen Wohlfühlgewichtsziel anzunähern, besteht darin, etwas genauer zu differenzieren. Notieren Sie sich Folgendes:

- Was ist mein absolutes Traumgewicht? Mein absolutes Idealgewicht? Wenn ich mir etwas wünschen könnte, ohne etwas dafür tun zu müssen, wie viel würde ich dann wiegen?
- Was ist mein akzeptables Gewicht – ein Gewicht, mit dem ich noch ganz gut leben könnte und vor allem zufrieden wäre im Leben?
- Was ist mein No-Go-Gewicht? Das höchste Gewicht, das ich einmal hatte und das ich nie wieder erreichen möchte?
- Was ist mein aktuelles Gewicht? Wie viel Kilo liegen zwischen Ihrem aktuellen Gewicht und dem akzeptablen Gewicht? Stellen Sie sich vor, Sie hätten das akzeptable Gewicht erreicht – was würden Sie dann tun? Wie würde sich das anfühlen? Ein realistisches Ziel erkennen Sie daran, dass es sich leicht anfühlt und Sie motiviert, den ersten Schritt zu gehen.

Finden Sie Ihr Wohlfühlgewicht

Um ein für Sie stimmiges Wohlfühlgewichtsziel herauszufinden, können Sie auch die »Bodenwaage« nutzen: Das ist eine Methode, mit der Sie Ihre Intuition anzapfen und so Ihren Kopf mit seinen überhöhten Vorstellungen überlisten können. Es ist ganz einfach: Schreiben Sie auf jeweils ein DIN-A4-Blatt Ihr Traumgewicht, Ihr akzeptables Gewicht, Ihr aktuelles Gewicht und Ihr No-Go-Gewicht. Legen Sie die Blätter auf den Boden, so, als würden Sie eine Gewichtsskala auf dem Boden anordnen. Dann nehmen Sie weitere Blätter und schreiben dort die Gewichte dazwischen in Fünferschritten auf:

Beginnen Sie mit Ihrem aktuellen Gewicht und stellen Sie sich auf dieses Papier. Nehmen Sie wahr, wie sich das anfühlt. Welche Gedanken tauchen auf? Welche Gefühle? Gehen Sie dann Schritt für Schritt langsam auf der Skala weiter in Richtung höheres Gewicht. In der Regel können Sie dann deutlich wahrnehmen, dass es sich mehr und mehr unangenehm anfühlt, in Richtung No-Go-Gewicht und darüber hinaus zu gehen. Gehen Sie dann zurück auf Ihr aktuelles Gewicht und von da aus langsam weiter in Richtung akzeptables Gewicht und Traumgewicht. Es ist wichtig, sehr langsam zu gehen und wahrzunehmen: Auf welchem Gewicht fühlt es sich besser an? Wenn Sie dann noch weiter gehen – wo wird das Gefühl wieder schlechter?

Oft ist es so, dass sich das absolute Traumgewicht nicht am besten anfühlt, sondern eher als stressig erlebt wird. Das ist dann ein guter Indikator dafür, dass es wenig Sinn hat, sich dieses Traumgewicht als Ziel zu setzen, zumindest nicht zum jetzigen Zeitpunkt. Vielleicht ist Ihr bestes Gefühl irgendwo zwischen dem aktuellen und dem Traumgewicht. Sie können so tatsächlich körperlich fühlen, welches Gewichtsziel gerade jetzt stimmig ist. Und wenn das stimmigste Gefühl sehr nah an Ihrem aktuellen Gewicht ist, dann ist es für Sie wichtig, erst einmal nur diesen kleinen Schritt anzuvisieren. Wenn Sie dieses Ziel erreicht haben, können Sie die Bodenwaage erneut nutzen, um zu prüfen, ob sich dann eine weitere Gewichtsabnahme stimmig anfühlt.

Lassen Sie Ihr Ziel für sich zaubern

So viel Aufwand – nur, um ein Ziel zu finden? Muss das sein? Es könnte doch viel einfacher sein: Ein paar Pfund weniger auf der Waage – das ist ein messbares Ziel und da gibt es keine Mogeleien. Dazu isst man ein bisschen weniger Schweinkram und schon klappt das. So einfach ist es eben nicht. Wenn es so leicht wäre, wären Sie schon längst schlank und würden keinen Gedanken mehr an Ihre Pfunde verschwenden.

Deshalb lohnt es sich, sich Zeit zu nehmen und sich mit den eigenen inneren Bildern und Wunschvorstellungen zu beschäftigen. Denn ein gutes Ziel ist die halbe Miete. Solange Ihr unbewusstes Denken (der Bauch) in eine andere Richtung geht als Ihre bewusst formulierten Absichten und Ziele (der Kopf), haben Sie keine Chance auf eine nachhaltige Veränderung. Es wird sich anfühlen wie ein Kampf und nicht dauerhaft erfolgreich sein.

Wenn es Ihnen aber gelingt, mit Kopf und Bauch in die gleiche Richtung zu zielen und eine positive, stimmige Vorstellung von dem zu haben, was Sie erreichen möchten, geht es fast von allein. Sie brauchen ein Ziel mit Zugkraft. Im Coaching erlebt Ute das immer wieder – wenn die Hürden für ein gutes Ziel aus dem Weg geräumt sind, dann entfaltet das Ziel eine wahre Zauberkraft und Sie haben gute Chancen, dass der Weg zum Ziel sich leicht anfühlt.

Trainerin Maja Storch hat sogar ein sehr empfehlenswertes Buch nur der Frage gewidmet, wie Sie ein stimmiges Ziel fürs Abnehmen finden können. Und ist das jetzt harte Arbeit, so ein stimmiges Ziel zu entwickeln? Nein, wichtig ist, dass Sie sich dafür Zeit lassen. Gehen Sie spazieren, legen Sie sich in die Badewanne und lassen Sie Ihre Gedanken treiben. Lassen Sie das, was Sie gelesen haben, nachwirken. Schreiben Sie sich auf, was es an Erkenntnissen oder Ideen gibt.

Tauschen Sie sich mit anderen darüber aus. Die meisten tun gerade das nicht, weil es ihnen peinlich ist, dass sie es bislang nicht geschafft haben abzunehmen. Wenn Sie mit anderen sprechen, werden Sie sehen, dass es anderen ähnlich geht und dass andere oft viel mehr Verständnis für die eigenen Hinderungsgründe haben als Sie selbst.

Machen Sie sich ein Bild

Wenn Sie ein motivierendes, stimmiges Ziel gefunden haben, lassen Sie dieses Ziel für sich arbeiten. Lassen Sie sich dafür von Ihrer Vorstellungskraft unterstützen:

Kopfkino Stellen Sie sich das positive Bild täglich konkret vor. In welcher Situation sehen Sie sich da? Wie sehen Sie aus? Was tun Sie, wenn Sie das Ziel erreicht haben?

Erinnerungshilfen Suchen Sie sich ein Foto, ein Bild oder ein Symbol, zum Beispiel einen schönen Stein, das Sie an Ihr Ziel erinnert. Legen Sie es an einen Ort, an dem Sie es immer wieder sehen und so automatisch und positiv an Ihr Ziel erinnert werden. Ein Foto oder eine Postkarte könnten Sie zum Beispiel auf Ihren Schreibtisch stellen, ein

Symbol in Ihre Jackentasche stecken. Achtung: Prüfen Sie diese Erinnerungshelfer unbedingt auf Stimmigkeit. Fühlt es sich gut und motivierend an, wenn Sie das Symbol oder das Foto sehen? Oder stressig? Also vielleicht besser nicht das Bikinifoto von sich aus Ihrer besten schlanken Zeit, sondern eher das Foto von der Bergbesteigung oder ein Foto aus einer Zeit, in der Sie sehr zufrieden waren in Ihrem Leben.

Und erinnern Sie sich: Sie haben die Erlaubnis, weiter alles zu essen, was Ihnen schmeckt und worauf Sie Lust haben. Nehmen Sie wahr, ob sich schon jetzt von allein etwas an Ihren Gelüsten verändert, während Sie sich mit Ihren Zielen beschäftigen.

Shortcut: Das Ziel steht im Weg!

Typische Fehler:

- Bauchziele zu übergehen lässt diese umso stärker wirken und der Bauch bleibt, denn:
  - Bauchziele wirken schneller und stärker als der Kopf.
  - Bauchziele lieben Schwarz-Weiß-Denken.
  - Nur aufs Abnehmen konzentrieren hat meist zu wenig Zugkraft.
  - Vom Schlankheitswahn inspirierte überhöhte Zielvorstellungen wirken demotivierend.

So lösen Sie die Bremse:

- Bauchziele ernst nehmen – welches Bedürfnis zeigt sich?
- Kopf und Bauch verbinden – Bauchziele neben die Kopfziele stellen
- Ziele dahinter suchen – Ziele mit Zugkraft finden
- Wohlfühlkörper finden – ein realistisches Ziel fürs Wohlfühlgewicht ermitteln

Bremse 2: Falsche Vorstellungen von gesundem Essen

Ihnen ist beim Lesen unserer Zeilen sicherlich klar geworden, dass wir zwei unterschiedliche Charaktere sind. Utes Eltern sind beide Lehrer. Wenn beim Mittagessen der Familie über hochpolitische, aber noch viel lieber über wirtschaftspolitische Themen (wie zum Beispiel die fällige Steuererklärung der Kinder) diskutiert wurde, dann stand der Vater regelmäßig während des Essens auf, um im Familienbrockhaus nachzuschauen, wer denn jetzt recht hatte. In Rainers Familie hingegen bekam derjenige recht, der am lautesten schreien konnte. Und seine Oma hat ihm beigebracht, dass es nicht so sehr auf die Realität ankommt, wenn nur die erzählte Geschichte ein Knaller ist. Die Fische, die er geangelt hatte, waren generell 40 cm länger als in Wirklichkeit. Deswegen ist es kein Wunder, dass wir beide in jungen Jahren eine komplett unterschiedliche Ernährung lebten. Dummerweise waren beide Ernährungsformen nicht optimal.

Rainer: »Ich lebte ein klassisches Männerleben.«

Ich lebte ein klassisches Männerleben, war der König des Junkfoods, habe alle Warnungen vor einer Gesundheitsgefährdung in den Wind geschlagen und dachte, dass mein toller Männerkörper mit allen Problemen klarkommen werde. »Ich werde schon nicht krank und gehe nicht zum Arzt und damit basta.« Ich habe erst nach meinem 40. Lebensjahr festgestellt, dass Reis und Gemüse sehr lecker schmecken, wenn man sie richtig zubereitet. Früher habe ich Reis wirklich gehasst. Heute ziehe ich eine hervorragend zubereitete Reisspeise immer einer Portion Pommes vor. Und das tue ich nicht, weil ich dann gesünder und länger lebe, sondern das tue ich, weil es mir besser schmeckt.

Ute: »Ich hatte die typisch weibliche Position.«

Ich hingegen startete aus einer typisch weiblichen Position: »Fleisch und Eier müssen nicht jeden Tag sein, fettfrei ist toll und ich esse am liebsten Vollkorn.« Doch in so einer typisch »weiblichen« Ernährung lauern ebenfalls Gesundheitsfallen. Zum einen ist Vollkorn nicht per se gut, sondern nur, wenn es auf eine bestimmte Art zubereitet ist. Vollkornreis muss zum Beispiel eingeweicht werden, damit er richtig bekömmlich wird. Zweitens haben Männer mit ihrer Vorliebe für Fleisch gar nicht so unrecht, denn Fleisch wird von allen Menschen gut vertragen und enthält wichtige Nährstoffe. Ich esse mittlerweile mehr Innereien als mein Mann, aber es muss Biofleisch ohne chemische Zusätze sein. Generell macht Eiweiß lange satt. Ein Hühnerei stellt summa summarum ein optimales Lebensmittel für Menschen dar. Die Cholesteringefahr durch Hühnereier ist längst überholt. Gutes Fett macht ebenfalls lange satt, lässt das Blutzucker-Insulin-System in Ruhe und bringt viele Vitamine in den Körper. Das alles waren Dinge, die ich (zunächst zähneknirschend) einsehen musste.

Heute schlemmen wir gemeinsam

Heute ernähren wir uns identisch. Wir leben mit einer klugen Art der Ernährung, die uns vor allen Dingen sehr großen Genuss bereitet. Wir halten keine Diät, wir schlemmen. Wir freuen uns dreimal am Tag auf das große Schlemmen, aber mit gesunden Zutaten. Auf lange Sicht bleiben Sie nur bei der Stange, wenn Ihnen etwas wirklich Spaß macht. Ihren Lebenspartner könnten Sie vielleicht dazu überreden, mal in den Swingerclub zu gehen und dort irgendwelche Fessel-Latex-Spielchen auszuprobieren – doch wenn Sie nicht in den nächsten Monaten eine tief greifende Liebe zu diesem Hobby entwickeln, dann werden Sie sich nur mit Widerwillen den Popo verhauen lassen oder

Sie werden sich von Ihrem Lebenspartner trennen. (Nein, wir gehen nicht in den Swingerclub, aber das Beispiel ist schön anschaulich.)

Genauso verhält es sich mit der Ernährung. Wir essen heute ziemlich anders als die meisten Deutschen, deswegen werden wir auf Urlaubsreisen oder auf Familienfeiern manchmal etwas argwöhnisch betrachtet. Doch das ist uns egal, weil uns das Essen wirklich schmeckt. Außerdem wissen wir, dass unsere Ernährung uns auf Dauer schlank hält, weil sie uns sehr satt macht und wir keinerlei Heißhungerattacken mehr erleiden. Zudem ist unsere schlaue Ernährung sehr bekömmlich. Mittlerweile bekommen wir tatschlich beide dann Verdauungsprobleme, wenn wir konventionelle, industriell hergestellte Nahrungsmittel essen. Das liegt daran, dass sich andere Verdauungsbakterien in unserem Darm angesiedelt haben.

Ganz wichtig bei einer gesunden Ernährung ist die Praktikabilität. Da bedarf es schon einiger Tricks, um durch den Alltag zu kommen. Denn im Deutschland des Jahres 2018 besteht verzehrfertige Ernährung, die Sie »to go« kaufen können, eigentlich nur aus Mist. Der Essenschrott hat sich in den letzten zehn Jahren zwar einen modernen Anstrich gegeben (zum Beispiel wird alles aus Pappschachteln gegessen und diese sind hübsch hellgrün gestaltet), aber die Lebensmittel sind immer noch genauso schlecht, wie sie früher waren. Eventuell ist heute nicht mehr ganz so viel Geschmacksverstärker darin, aber das kann man nie so genau wissen, weil er auch im Aroma stecken kann. Es verhält sich wie mit der Pappverpackung für biologisch-ökologische Lebensmittel. Auf den ersten Blick ist das superöko, aber tatsächlich sind moderne Pappverpackungen innen noch mit einer dünnen Plastikfolie beklebt, denn sonst würde das Essen durchsuppen. Also vermüllt die hippe Pappverpackung (die in der Realität eine Plastik-plus-Papp-Verpackung ist) die Umwelt mindestens genauso wie die Oldschool-Plastikverpackung allein.

Selbst wenn industriell vorgefertigte Nahrung demnächst nur noch aus biologischen Zutaten ohne jegliche Chemie daherkäme, wäre sie nicht gesund. Denn diese Lebensmittel sind zu stark verarbeitet und sie sind nicht wirklich frisch. Doch Lebensmittel müssen frisch zubereitet und verzehrt werden. Dieser Faktor war für die Menschheit viele Millionen Jahre lang eine Selbstverständlichkeit. Die Natur hat einfach bei der Konstruktion des Menschen vor zwei Millionen Jahren nicht damit gerechnet, dass Lebensmittel Wochen, Monate oder Jahre gelagert werden können, bis sie verzehrt werden. Wir Menschen sind dafür konstruiert, durch die Gegend zu streifen (uns also körperlich zu bewegen) und dabei Nahrungsmittel zu finden, die wir sofort verzehren. Dann bleiben wir gesund. Je weiter wir uns von diesem Grundprinzip entfernen, desto eher werden wir krank.

Falsche Vorstellungen von gesunder Ernährung

Wir starten jetzt mal mit einem echten Klischee: Bei diesem ganz gewichtigen Thema gibt es klassischerweise einen grundlegenden Unterschied zwischen Mann und Frau. Der typische Mann verweigert sich hochoffiziell der gesunden Ernährung. Er lebt lieber mit dem Risiko von Lungenkrebs, Diabetes und Herzinfarkt, als dass er bereit wäre, sich nur noch von gedünstetem Gemüse zu ernähren. Ein Mann will wie ein Wikinger essen und basta. Sonst macht ihm das Leben keinen Spaß. Sonst hat das Leben auch gar keinen Sinn. Lieber ein Leben von 55 Jahren gelebt, das voll von tierischen Fetten, Zucker, Alkohol und Kalorien war, als ein Leben von 95 Jahren, das so langweilig war, dass man es sich auch schon in der Grundschule per Kopfschuss hätte nehmen können.

Die Ironie der Geschichte liegt nun darin, dass diese Männer am Ende gar nicht so schlecht dastehen, obwohl sie sich einen feuchten Kehricht um gesunde Nahrungsmittel scheren. Mit nur ein, zwei kleinen Details, die sie verändern müssten, würden diese Männer relativ gesund leben. Denn zwischen der klassischen schlechten »Männerernährung« und der sehr gesunden Paleo-Ernährung stehen eigentlich nur Chemie und Haushaltszucker im Essen. Und Bier.

Viele Frauen hingegen tappen oft in eine Falle, ohne davon zu ahnen. Denn diese Frauen möchten gerne gesund leben und sind auch bereit, dafür Opfer zu bringen. Sie fühlen sich wie die Motten vom Licht angezogen, wenn es darum geht, eine neue Diät auszuprobieren. Doch mit etwas Menschenverstand und Sachkenntnis stellt sich am Ende heraus, dass diese Frauen mit ihrem Versuch, gesund zu leben, auf ganzer Linie scheitern. Die pseudogesunde Ernährung ist keinen Deut besser als die absichtlich schlechte Ernährung des deutschen Mannes, der so gerne ein Wikinger wäre. Die allergrößten Probleme sind Chemie und Haushaltszucker im Essen beim gleichzeitigen Wegfall tierischer Vitamine und Vitalstoffe. Die großen konventionellen Wursthersteller verdienen sich gerade eine goldene Nase, indem sie vegane Würste anpreisen.

Klar gibt es da Ausnahmen. Es gibt natürlich Männer und Frauen, die sich ganz anders als nach diesem Klischee ernähren. Aber vielleicht erkennen Sie sich in der einen oder anderen Variante wieder? Wir beide zumindest kennen diese beiden Varianten ganz gut von uns selbst. Tendieren Sie eher zur »Wikinger-Ernährung« oder zur »gesundheitsbewussten Ernährung«?

Beide Richtungen machen jedenfalls den gleichen Fehler: Sie haben falsche, nämlich sehr überzogene Vorstellungen von gesundem Essen. Das, was sie sich unter gesunder Ernährung vorstellen, sieht ungefähr so aus: Zum Frühstück ein paar Scheiben Knäckebrot mit Hüttenkäse, mittags ein leichter veganer Salat, abends eine Gemüsesuppe, natürlich ohne Kohlenhydrate und am besten fettarm.

Läuft Ihnen da das Wasser im Munde zusammen? Möchten Sie so dauerhaft essen? Vermutlich nicht. Das klingt für die »Wikinger« wie eine Höchststrafe, und das auch noch lebenslänglich. Wenn Sie so über gesunde Ernährung denken, ist es sehr verständlich, wenn es Sie nicht motiviert, Ihren Ernährungsstil in diese Richtung dauerhaft umzustellen. Und das ist gut so. Denn es mündet oft in einen Teufelskreis, wenn Sie sich bemühen, auf diese Art »gesund« zu essen.

Die »Gesundheitsbewussten« versuchen aber genau das: Sie nehmen es bewusst in Kauf, zu verzichten und sich gesund zu ernähren, um abzunehmen. Sie erreichen ihr Ziel aber trotzdem nicht. Zum Beispiel Brigitte: Sie möchte gerne die zehn Kilo abnehmen, die sie seit ihren Schwangerschaften nicht mehr losgeworden ist. Deshalb startet sie immer wieder Phasen, in den sie ganz diszipliniert nur gesunde Sachen zu sich nimmt. Sie isst dann möglichst viel Salat und Gemüse, möglichst wenig Fett und nimmt sich vor, auf Süßigkeiten zu verzichten. In der ersten Woche hält sie bravourös durch, obwohl sie immer wieder Heißhunger auf Süßes hat. »In der zweiten Woche wird es richtig hart und spätestens in der dritten Woche brechen alle Dämme und ich kann überhaupt nicht mehr aufhören, Süßigkeiten zu essen. Es ist so stark, dass ich nichts dagegen machen kann – das Verlangen wird übermächtig. Das habe ich ein paarmal so erlebt – jetzt glaube ich gar nicht mehr, dass ich das jemals schaffen kann.«

Was passiert, wenn Sie sich wie Brigitte »gesund« ernähren? Sie essen sich nicht richtig satt. Der Körper bekommt nicht alle Nährstoffe, die er braucht, vor allem zu wenig Fett und zu wenig Eiweiß. Das führt zu einem schnellen Absinken des Blutzuckers und das wiederum führt zu Heißhunger. Wenn Sie Heißhunger haben und sich etwas Süßes im Raum befindet, ist es Ihnen fast unmöglich, nicht danach zu greifen. Es sei denn, Sie haben schon monatelang nichts Süßes mehr gegessen und gar keinen Appetit mehr darauf.

Und was passiert, wenn Sie mit der »Wikinger-Variante« versuchen abzunehmen? Lutz sagt: »Wenn ich mich morgens auf die Waage stelle, kriege ich schlechte Laune und ärgere mich, dass ich am Abend vorher bei Gyrosteller, Pommes und Bier so zugeschlagen habe. Dann nehme ich mir vor, es heute ganz anders zu machen. Den ganzen Tag halte ich mich zurück mit Essen. Das Mittagessen lasse ich ganz ausfallen – das passt ganz gut, weil ich sowieso viel zu tun habe. Aber abends, sobald ich gegen sieben im Auto sitze und nach Hause fahre, überkommt mich so ein übermenschlicher Kohldampf, dass ich ohne nachzudenken bei der nächsten Dönerbude anhalte und dann gibt es kein Halten mehr. Und zu allem Überfluss verputze ich zu Hause dann noch eine ganze Tüte Chips.« So geht es fast täglich bei ihm.

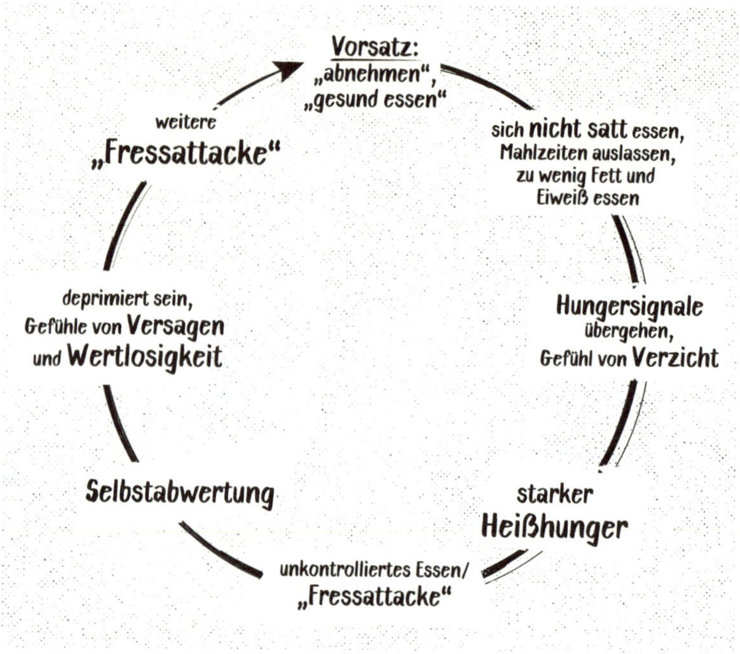

Teufelskreis von Verzicht und Abwertung

Verzichts-Teufelskreis

Wenn Sie wie Lutz versuchen abzunehmen, machen Sie es sich sehr schwer. Wenn Sie sich nicht richtig satt essen oder Mahlzeiten ganz ausfallen lassen, enden Sie schnell in einem Teufelskreis von Verzicht, Nicht-satt-Essen, Heißhungerattacken, übermäßigem Essen und wieder Gewichtszunahme. Dieses Muster läuft oft auf genau die gleiche Weise Tag für Tag oder Abnehmversuch für Abnehmversuch ab. Das ist sehr frustrierend und führt in der Regel am Ende zu der Schlussfolgerung: Ich kann das einfach nicht. Abnehmen ist zu schwierig für mich. In der »Wikinger-Variante« beschließen Sie dann vielleicht: Mit Bauch lebt es sich einfach doch besser und das Leben macht mehr Spaß – was soll der ganze Verzicht. Zumindest denken Sie so bis zum nächsten Abnehmversuch.

Noch belastender ist es, wenn Sie aus dieser frustrierenden, erfolglosen Erfahrung die Schlussfolgerung ziehen, es liege an Ihnen. Sie seien einfach zu blöd. »Wenn ich nur willensstark genug wäre, dann würde ich es schaffen.« Brigitte sagt: »Nach so einem gescheiterten Versuch bin ich so fertig, richtig deprimiert. Das dauert lange, bis ich da wieder rauskomme. Vor allem schäme ich mich so, weil ich einfach zu unfähig bin, mich zu disziplinieren – noch dazu kann mir jeder an meinem Gewicht ansehen, dass ich es mal wieder nicht geschafft habe. Ich bin dann richtig verzweifelt. Was liegt da näher, als Süßes zu essen, das tröstet mich wenigstens …«

Selbstabwertungs-Teufelskreis

Das ist eine besonders perfide und weitverbreitete Variante in unserer Gesellschaft. Wir haben die Tendenz, uns massiv abzuwerten, wenn wir unseren eigenen Ansprüchen nicht genügen. Brigitte zum Beispiel denkt schon morgens beim Blick in den Spiegel so etwas wie »Du fette Kuh, dich kann man ja nicht mehr angucken« und abends: »Wie kann man nur so undiszipliniert sein – noch nicht mal drei Wochen kriegst du es hin, anständig zu essen. Du bist völlig unfähig. Das wirst du nie schaffen!« Mit diesen gnadenlos kritischen Kommentaren begleitet sie sich durch den Tag.

Solche inneren Dialoge haben eine massive Wirkung auf unsere Befindlichkeit. Sie können sich das am besten so vorstellen, als hätten Sie ständig einen Kommentator dabei, der auf Ihrer Schulter sitzt und Sie verbal niedermacht, Ihnen jegliche Fähigkeit zum gesunden Essen abspricht und Sie deshalb von Grund auf verurteilt. Kein Wunder also, dass Brigitte deprimiert reagiert. Das ist eine normale Reaktion. Man nennt so etwas deshalb auch den »inneren Kritiker«. Wie Sie sich leicht vorstellen können, ist es wenig motivierend, sich auf diese Art bei einer Ernährungsumstellung zu begleiten. Im Gegenteil: Es ist demotivierend und führt dazu, dass Sie aus lauter Frust noch eher zur Schokolade greifen. Während bei Lutz der innere Kritiker nicht so ausgeprägt ist – er freundet sich einfach wieder mit seinem Bauch an und dann geht's ihm erst mal wieder gut.

Es gibt zwei typische Varianten, wie diese innere kritische Stimme beim Thema Ernährung ins Spiel kommt:

- Innere Kommentare wie »Du bist zu dick. Du musst weniger essen« bringen Sie dazu, Hungersignale nicht zu beachten und zu wenig zu essen (zum Beispiel Mahlzeiten komplett ausfallen lassen oder so wenig essen, dass Sie nicht richtig satt werden).

- Das erhöht die Chance auf eine Heißhungerattacke am Nachmittag oder Abend. Wenn Sie dann richtig reinhauen (verständlicherweise nach dem ganzen Hungern den Tag über), hat der innere Kritiker seinen zweiten Auftritt: Er macht Ihnen gnadenlose Vorwürfe, dass Sie Ihre guten Vorsätze schon wieder nicht eingehalten haben: »Wie kannst du nur so dumm und unfähig sein ...«

Das hinterlässt Sie in der Regel in gedrückter oder frustrierter Stimmung. Was liegt da näher, als sich mit etwas Süßem wieder aufzuheitern?

Diese Form der Selbstabwertung ist in unserer westlichen Welt sehr weit verbreitet – unter Männern wie Frauen. Aber Frauen fühlen sich dem inneren Kritiker oft besonders ausgeliefert. Wenn Sie dazugehören, merken Sie es zum Beispiel daran, dass Sie extrem unzufrieden sind mit Ihrem Gewicht, sich gedanklich den ganzen Tag mit Ihrem Essverhalten und Ihrem Gewicht beschäftigen. Alle Gedanken kreisen ums Essen.

Sehen wir uns diese Zeitgenossen doch mal etwas näher an. Kennen Sie so eine kritische Stimme von sich? Wie redet sie zu Ihnen? Und in welchen Situationen? Morgens beim Aufstehen? Während des Essens? Kommentiert der Kritiker das, was Sie essen, im Vergleich zu den anderen am Tisch? Nach dem Essen? Abends beim Zubettgehen?

Auch wenn das, was der innere Kritiker sagt, von Person zu Person unterschiedlich ist, gibt es Gemeinsamkeiten. Innere Kritiker haben in der Regel zwei gemeinsame Wesenszüge:

Innere Kritiker sind nie zufrieden Innere kritische Stimmen stellen meist extrem hohe Ansprüche an uns selbst. Sie erwarten von uns Perfektion immer und zu jeder Zeit. Sie erwarten, dass wir hungern, Mahlzeiten auslassen und Dinge essen, die uns nicht schmecken oder uns nicht zufrieden machen. Sie erwarten, dass wir immer und ohne Ausnahme diszipliniert sind, bis wir unser Idealgewicht erreicht haben. Und selbst, wenn wir einen guten Schritt in die gewünschte Richtung gegangen sind, gibt es kein Lob. Stattdessen wird sofort kritischst dargelegt, was alles noch fehlt.

Die Folge davon ist doch: Wenn Sie sich mit Ihren Ansprüchen nach Ihrem inneren Kritiker richten, sind Sie sogar zu hart und diszipliniert zu sich selbst. Statt zu undiszipliniert und willensschwach.

Innere Kritiker sind gemein und gnadenlos Die zweite Eigenschaft unserer inneren Kritiker ist noch unangenehmer. Meist sind sie keine angenehmen Zeitgenossen, sondern perfide und gemein. Sie werden persönlich und zielen unter die Gürtellinie. Sie zetern und keifen. Sie reden auf eine Art, wie wir normalerweise niemals mit unseren Mitmenschen umgehen würden. Sie führen Ihnen ständig vor Augen, wie unfähig Sie sind und was Sie alles falsch gemacht haben. Sie halten Sie für den letzten Dreck. Auf diese sehr abwertende Art begleitet Sie Ihr innerer Kritiker bei Ihrem Abnehmprojekt. Das ist extrem demotivierend.

Machen Sie sich klar: Das, was diese inneren Stimmen sagen, ist nicht die Wahrheit, sondern es ist eine in unserer Kultur erlernte Art, mit uns selbst umzugehen. Der innere Kritiker zeichnet ein verzerrtes, übertrieben negatives Bild von Ihnen. In der Regel laufen diese inneren Dialoge unbewusst ab und verursachen ein unangenehmes Gefühl, zum Beispiel ein diffuses Gefühl von Versagen oder Nicht-gut-genug-Sein. Das wiederum drückt die Stimmung und motiviert nicht zu einer dauerhaften Ernährungsumstellung.

Ute: »Selbstvorwürfe sind Motivationshemmer.«

Mit 20 Jahren Coachingerfahrung habe ich diesen Mechanismus als einen der am stärksten wirkenden Hinderungsgründe erlebt, wenn Menschen ihr Verhalten verändern möchten. Es ist einfach unglaublich anstrengend, sich gegen diese massiven Selbstvorwürfe immer wieder zu motivieren und ein gestecktes Veränderungsziel trotzdem zu erreichen. Da ist es sehr verständlich, wenn Sie auf halber Strecke aufgeben und das Gefühl zurückbleibt, dass Abnehmen so etwas wie eine »Mission Impossible« ist.

Wenn ich Coachingkunden frage, wie sie mit ihrem inneren Kritiker in Zukunft gerne umgehen möchten, sagen sie regelmäßig so etwas wie »Ich möchte ihn auf den Mond schießen, damit er nie wiederkommt« oder »Ich würde ihm am liebsten den Hals umdrehen«. Das wäre schön, denn damit wäre die Selbstkasteiung ein für alle Mal vorbei – das ist der Wunsch. Es funktioniert aber leider nicht. Mein Coachingausbilder Gunther Schmidt sagte dazu immer den schönen Satz: »Innere Kritiker sind wie Beamte, sie sind unkündbar!«

Das Ziel ist nicht, den inneren Kritiker loszuwerden, sondern ihn weniger wichtig zu nehmen, sozusagen gegen ihn immun zu werden und zu erkennen, wenn er auftaucht. Dazu ist es erst einmal wichtig, ihn besser kennenzulernen. Denn je besser Sie wissen, wie er funktioniert und wie genau er Sie demotiviert, desto besser können Sie ihn erkennen.

Die Lösung: Den inneren Kritiker eines Besseren belehren

Stellen Sie den inneren Kritiker auf laut

Meist können wir unseren inneren Kritiker ganz gut wahrnehmen, wenn wir ihm bewusst zuhören. Schreiben Sie in den nächsten Tagen auf, wie Ihr innerer Kritiker Ihr Essverhalten kommentiert. Schreiben Sie auch jeweils auf, welche Auswirkungen diese Kommentare auf Ihre Stimmung bzw. auf Ihr Verhalten haben. Tun Sie dies …

- morgens beim Blick in den Spiegel oder beim Anziehen,
- beim Frühstück,
- beim Mittagessen mit Kollegen,
- bei der Esseneinladung bei Freunden,
- nach den Mahlzeiten,
- wenn Sie sich für eine Einladung oder für einen wichtigen beruflichen Termin anziehen,
- wenn Sie allein auf eine Party gehen, wo Sie wenig Menschen kennen,
- wenn Sie beim Shoppen Kleidung anprobieren,
- beim Zubettgehen.

Und wenn Sie feststellen, dass Ihr Kritiker den ganzen Tag lamentiert und Sie gar nicht in Ruhe lässt? Es kann wirklich erschreckend sein, wie brutal wir mit uns selbst umgehen. Und es ist gut, das zu erkennen, denn nur dann können Sie anders damit umgehen. Außerdem sind Sie damit in guter Gesellschaft, denn in unserer industrialisierten westlichen Welt ist dieser Umgang mit sich selbst sehr weit verbreitet.

Wichtigstes Gegenmittel: Erkennen und Benennen

Das Wichtigste, das Sie tun können, ist zu erkennen, wenn sich der innere Kritiker meldet, und ihn zu benennen. Machen Sie sich klar: Das ist nicht die Wahrheit, sondern Ihr innerer Kritiker. Verwechseln Sie den inneren Kritiker nicht mit sich selbst. Das sind nicht Sie, sondern nur eine Seite von Ihnen, die im Moment sehr dominant ist. Es macht einen Unterschied, ob Sie sagen: »Ich bin einfach zu blöd. Ich mach mich selber auch noch fertig«, oder ob Sie sagen: »Oh, mein innerer Kritiker ist heute aber wieder sehr unfair unterwegs.« Dann können Sie sich besser von dieser überzogenen und oft lächerlichen Kritik distanzieren.

Geben Sie der kritischen Stimme einen Namen

Wenn Sie die innere kritische Stimme hören – was für eine Stimme hören Sie? Ist es eine weibliche oder männliche Stimme? Alt oder jung? Wenn es eine Person wäre, was für eine Person wäre es? Ein ältlicher, strenger Professor? Ein Supermodel? Eine Comic- oder Filmfigur? Jemand aus Ihrem realen Leben? Ihr autoritärer Mathelehrer aus der sechsten Klasse? Ein Familienmitglied? Wie ist die Person gekleidet? Welcher Name würde zu ihr passen? Je konkreter Sie sich diesen Charakter vorstellen, desto weniger ernst nehmen Sie das, was die Person sagt. Manchmal ist es dann sogar so absurd, wenn Sie es sich von außen angucken, dass Sie darüber lachen können.

Immunisieren Sie sich gegen innere Kritiker

Jetzt wird es kreativ. Wenn Sie ein konkretes Bild Ihrer inneren kritischen Stimme entwickelt haben, gibt es verschiedene Möglichkeiten, dafür zu sorgen, dass die Kritik Sie nicht mehr so belastet. Wir stellen Ihnen drei sehr bewährte Methoden vor:

Stellen Sie die Lautstärke runter Stellen Sie sich vor, Sie könnten die Lautstärke Ihrer inneren kritischen Stimme reduzieren. Stellen Sie sich einen überdimensionierten Lautstärkeregler vor, an dem Sie drehen können, bis die kritische Stimme so leise ist, dass sie Sie nicht mehr stört. Vielleicht können Sie sie sogar ganz lautlos stellen und den Kritiker sehen, wie er weiterspricht, aber ohne Ton. Machen Sie dazu eine Handbewegung, als würden Sie einen Lautstärkeregler runterdrehen.

Werfen Sie Ihren Kritiker in den Papierkorb Stellen Sie sich einen überdimensionierten Papierkorb vor, in den Sie den Kritiker hineinkatapultieren. Auch diese Methode ist am wirkungsvollsten, wenn Sie diese Vorstellung mit einer Geste verknüpfen, wie Sie diese Figur in den Papierkorb werfen. Sie können sich auch ein Geräusch dazu vorstellen – ähnlich wie bei der Papierkorbfunktion eines Computers.

Lachen Sie über den Kritiker Stellen Sie sich etwas Absurdes vor, zum Beispiel, Ihr Kritiker brächte seine Kritik wortwörtlich wie immer vor, diesmal aber singend – Operngesang oder Rap? Schlager oder Blues? Was amüsiert Sie am meisten?

Suchen Sie sich eine Variante aus und probieren Sie es eine Woche lang aus, und zwar immer, wenn der Kritiker sich meldet. Es kann sein, dass Sie diese Hilfestellung am Anfang alle paar Minuten brauchen, weil innere Kritiker die Tendenz haben, ständig und permanent zu lamentieren. Wenn Sie nach einer Woche feststellen, dass es Ihnen guttut, experimentieren Sie weiter damit. Denn erinnern Sie sich: Der innere Kritiker wird Sie weiter begleiten. Deshalb ist es gut, ein wirksames Gegenmittel parat zu haben.

Befragen Sie den inneren Freund

Stellen Sie sich einen inneren Freund oder eine innere Freundin vor, der oder die wohlwollend mit Ihnen spricht und ein positives Gegengewicht zu dem kritischen Charakter bildet. Malen Sie sich auch diesen Charakter so bildhaft wie möglich aus. Ist es eher ein Kumpel oder eine mütterliche oder väterliche Figur? Eine gute Fee?

Was würde diese Figur sagen? Was würde sie dem inneren Kritiker entgegnen, wenn er spräche? Bislang ist diese freundliche Person vielleicht viel leiser als die kritische Figur und braucht ein wenig Unterstützung. Lassen Sie sie sprechen. Nehmen Sie sich noch einmal die typischen Situationen vor, in denen der innere Kritiker spricht, und schreiben Sie auf, wie der innere Freund diese Situationen kommentieren würde.

Achtung: Auch wenn es Ihnen damit gelingt, einen wertschätzenderen Blick auf sich selbst zu werfen, wird der innere Kritiker nicht plötzlich verschwinden. Normalerweise wird er sich immer wieder melden, vielleicht sogar jeden Tag. Schließlich möchte er ja eigentlich etwas Gutes für Sie, nämlich dass Sie schlank und gesund sind – er formuliert es nur auf eine ungeschickte Art. Aber wenn Sie ihn als »inneren Kritiker« entlarven können und ihm ein positives motivierendes Gegengewicht gegenüberstellen, wird er nach und nach seine Macht über Sie verlieren.

Motivieren Sie sich über Erlaubnisse

Verbote, Verzicht, Hungern und Askese machen Sie also nicht schlank, sondern bringen Sie in einen Teufelskreis, der Ihre Bemühungen nach Gewichtsverlust oder mehr Gesundheit im Keim erstickt. Wir empfehlen Ihnen stattdessen, sich zuallererst auf Erlaubnisse zu konzentrieren. Das hat zwei Gründe: Erstens motiviert es viel besser, wenn Sie ein Ziel erreichen möchten, das Ihnen herausfordernd erscheint – und das ist Abnehmen für die meisten ja. Und zweitens ist es so, dass, wenn Sie sich bestimmte Nahrungsmittel mehr erlauben, häufig automatisch der Heißhunger auf bestimmte ungesunde Nahrungsmittel abnimmt.

Folgende Erlaubnisse helfen nach unserer Erfahrung, überflüssiges Gewicht loszuwerden:

Gönnen Sie sich drei Mahlzeiten am Tag Das ist die wichtigste Grundlage, um Hungerattacken im Laufe des Tages zu vermeiden. Denn die Mahlzeiten sind in der Regel das geringere Problem. Das Hauptproblem sind das »Dazwischen« und das »Danach« in Form von Süßigkeiten, salzigen Snacks oder was Sie sonst noch gerne in sich hineinschlingen. Wenn Sie es gewohnt sind, ohne Frühstück aus dem Haus zu gehen, verspüren Sie morgens vielleicht gar keinen Hunger. Fangen Sie mit einem kleinen Frühstück an, zum Beispiel einer Scheibe Roggen-Sauerteigbrot mit Butter und Ziegenfrischkäse.

Die meisten Ernährungslehren sind sich einig, dass das Mittagessen die Hauptmahlzeit sein sollte. Gerade wenn Sie den ganzen Tag arbeiten, braucht Ihr Gehirn gute Nervennahrung – und das ist eben nicht Zucker, wie wir noch sehen werden. Wenn Sie es sich angewöhnt haben, nicht zu Mittag zu essen, empfehlen wir Ihnen, als Experiment einmal eine Woche lang mittags regelmäßig zu essen. Wenn Sie jetzt sagen: »Ein voller Bauch studiert nicht gern«, und Sie die Erfahrung machen, nach dem Mittagessen in das berüchtigte »Suppenkoma« zu fallen, experimentieren Sie damit. Nach welchem Mittagessen fühlen Sie sich fit? Konkrete Tipps von uns dazu gibt es im Kapitel »Alltags-TÜV« (S. 157).

Essen Sie sich bei jeder Mahlzeit angenehm satt Das bedeutet nicht, sich zu überfuttern. Aber eben auch nicht, zu essen wie ein Spatz, immer mit dem Hintergedanken »Ich bin ja eh zu dick, also esse ich jetzt mal weniger«. Das bringt nichts, wie wir gesehen haben. Denn dann schlagen Sie zwischen den Mahlzeiten oder abends oder zum Nachtisch ganz besonders zu. Machen Sie es genau andersherum: Greifen Sie bei den Hauptmahlzeiten zu, sodass Sie zwischendurch keinen Hunger bekommen. Lutz sagt: »Wenn ich im Urlaub bin und zwei Wochen Vollpension im Hotel esse, nehme ich erstaunlicherweise ab. Das liegt wohl daran, dass ich rundum gesättigt bin und dann keinen Appetit und keinen Heißhunger mehr auf Chips habe.« Es kann sein, dass es ein bisschen Übung braucht, dieses Maß an angenehmem Sich-satt-Essen wiederzufinden. Und vergleichen Sie sich nicht damit, wie viel oder wenig andere essen. Das kann sehr individuell sein. Es kommt einzig und allein darauf an, wie viel Sie brauchen und wann Sie satt sind. Im nächsten Kapitel werden wir uns damit noch eingehender beschäftigen.

Kochen Sie Ihre Lieblingsgerichte Gerade wenn Essen für Sie immer mit schlechtem Gewissen verbunden ist, ist es wichtig, wieder genussvoll zu essen. Denn genussvoll ist ja nicht das Hineinschlingen von Gummibärchen, Chips oder Ähnlichem, sondern ein Essen mit guten Zutaten und interessanten Gewürzen. Kochen Sie Ihre Lieblingsgerichte und genießen Sie sie ganz bewusst – aber natürlich nur, bis Sie angenehm satt sind. Und wenn Sie unsicher sind, ob Ihr Lieblingsgericht geeignet ist – das ist jetzt erst mal nicht so wichtig. Im Kapitel »Alltags-TÜV« (S. 157) geben wir Ihnen Tipps, wie Sie Ihre Lieblingsgerichte so abwandeln können, dass sie Sie beim Erreichen Ihres Wunschgewichts unterstützen und Sie sie mit gutem Gewissen genießen können.

Essen Sie zu jeder Mahlzeit ausreichend Fett Wenn Sie Ihren Blutzucker zwischen den Mahlzeiten stabil halten und Unterzuckerungen vermeiden möchten, ist es wichtig, zu jeder Mahlzeit ausreichend Fett und Eiweiß zu essen. Wenn Sie den Hang haben, fettreduziert zu essen, machen Sie eine Woche lang ein Experiment: Achten Sie darauf, dass Sie zu jedem Essen zwei Esslöffel hochwertiges Fett zu sich nehmen. Das schmeckt richtig gut und hält lange satt. Wenn Sie Brot essen, streichen Sie ausreichend Butter darauf. Bei einer warmen Mahlzeit geben Sie zwei gestrichene Esslöffel Kokosfett an Ihr Essen (S. 184). Für einen kalten Salat empfehlen wir kalt gepresstes natives Olivenöl.

Wichtig auch hier, dass Sie weiterhin essen, wonach es Sie gelüstet, auch wenn es ungesund ist. Und beobachten Sie, ob sich etwas verändert, falls Sie die Gewohnheit haben, Dinge in sich hineinzuschlingen, die Ihnen nicht guttun. Und keine Sorge, falls sich an Ihren Gelüsten auf Ungesundes noch nichts verändert: Im nächsten Kapitel geht es darum, wie Sie schlechte Gewohnheiten ablegen können.

Shortcut: Falsche Vorstellungen von gesundem Essen

Typische Fehler:

- Verzicht, Verbote und Hungern führen zu Unterzuckerung und Heißhungerattacken, typisch ist:
  - sich bei den Hauptmahlzeiten nicht satt zu essen,
  - Mahlzeiten trotz Hunger komplett ausfallen zu lassen,
  - zu wenig Fett und Eiweiß zu essen,
  - etwas zu essen, weil es als gesund gilt, auch wenn es Ihnen nicht schmeckt.
- Dem inneren Kritiker Glauben zu schenken demotiviert und führt zu weiteren Fressattacken.

So lösen Sie die Bremse:

- Dem inneren Kritiker die Kraft nehmen:
  - die innere kritische Stimme bewusst machen und erkennen, wie sie durch überhöhte Ansprüche demotiviert
  - die innere Stimme so bildhaft wie möglich vorstellen
  - ein Gegengewicht zur inneren Stimme entwickeln (»innerer Freund«, »innerer Motivator«), der positiv motiviert
- Mit Erlaubnissen statt Verboten motivieren:
  - bei jeder Mahlzeit satt essen
  - drei regelmäßige Mahlzeiten am Tag zu sich nehmen
  - die Mahlzeiten bewusst genießen

Bremse 3: Wer hetzt, isst zu viel

Menschen, die schnell essen, haben ein dreimal größeres Risiko, übergewichtig zu werden. Das wissen wir spätestens seit einer britischen Studie aus dem Jahr 2008. Einige Forscher behaupten, dass in der Urzeit diejenigen Menschen gewisse Vorteile hatten, die schnell essen konnten. Wir wissen nicht, ob das stimmt.

Was auf jeden Fall aus der Urzeit und ihrer prinzipiellen Nahrungsmittelknappheit resultiert, ist die Veranlagung zu Diabetes. Wer heute Diabetes bekommen kann, hatte in der Steinzeit die besseren Karten. Denn im Körper potenzieller Diabetiker schwimmt immer etwas mehr Insulin. Es wirkt nicht nur auf den Blutzucker, sondern es mästet auch und Bodybuilder benutzen es manchmal als illegales Dopingmittel. Nun haben sich heutzutage sowohl unsere Nahrungsmittel als auch unsere Lebensgewohnheiten komplett geändert. Steinzeitmenschen kannten keine Fastfoodketten.

Schnellesser lieben ungesunde Lebensmittel. Solche Lebensmittel haben generell zu viele Kalorien. Zudem sind es leere Kalorien wie in Haushaltszucker oder weißem Mehl. Diese Lebensmittel machen Sie nicht richtig satt, aber dick, weil das Insulin-Blutzucker-System anspringt. Der Effekt ist wissenschaftlich belegt. In einer Studie der Universitätsklinik Basel wurden normalgewichtigen und übergewichtigen Probanden kalorienhaltige Getränke serviert. Es handelte sich um Nährlösungen, die auch auf der Intensivstation zum Einsatz kommen. Die Probanden konnten morgens auf nüchternen Magen so viel davon trinken, wie sie wollten und bis sie satt waren. Alle übergewichtigen Teilnehmer in dieser Gruppe brauchten nur zehn Minuten bis zum Sättigungsgefühl. Aber in dieser Zeit hatten sie durchschnittlich 850 Kalorien zu sich genommen. Die schlanken Probanden tranken im Durchschnitt vier Minuten länger, aber nahmen in dieser Zeit nur 700 Kalorien zu sich. Die Schlanken haben also weniger Kalorien in einer größeren Zeitspanne aufgenommen.

Ihr Körper braucht eine gewisse Zeit, um ein Sättigungsgefühl zu verspüren. Dieses Sättigungsgefühl stellt sich in vollem Umfang erst nach zehn Minuten ein. Wenn Sie Nahrungsmittel verschlingen, dann schaufeln Sie in diesen zehn Minuten 500 bis 1400 Kalorien in Ihren Körper, bevor sie überhaupt wahrnehmen, dass Sie etwas zu sich genommen haben. 500 Kalorien sind es, wenn Sie Gemüse essen, und 1400 Kalorien sind es, wenn Sie viele schlechte Kohlenhydrate und viel Haushaltszucker essen.

Rainer: »Schnellesser waren im Vorteil.«

Am Küchentisch meiner Mutter herrschte ein ehernes Gesetz: Das Kind, das zuerst den Hauptgang verspeist hat, bekommt auch zuerst vom Nachtisch. Aus diesem Grund habe ich mir eine relativ zügige Nahrungsaufnahme angewöhnt. Für mich ist es ganz normal, schnell zu essen, und ich habe nicht den Eindruck, dass ich schlinge. Aber mit der Lebenserfahrung meiner 51 Jahre muss ich eingestehen, dass ich ein rasanter Schnellesser bin.

Die Langsamesserin

Als Teenager wurde ich dann zum ersten Mal mit der Lebenswirklichkeit langsam essender Menschen konfrontiert, denn meine erste Freundin hat beim Essen ungefähr zehn Mal länger gebraucht als ich. Dieser Faktor galt, wenn Marie Hunger hatte. Wenn es nur Appetit war, dann hat sie auch 50 Mal mehr Zeit gebraucht. Obwohl ich mich aktiv bei unseren gemeinsamen Essen eingebremst habe, war ich immer unfassbar viel schneller als sie fertig. Am Sonntagabend haben wir als Teenagerpärchen gerne zusammen Tatort geschaut. Marie war durchaus ein Genussmensch und eine kleine Naschkatze. Wenn wir Tatort geschaut haben, haben wir beide gerne Kartoffelchips gegessen. Doch während ich eine Tüte innerhalb von viereinhalb Minuten verdampfen lassen konnte, knabberte sie in den 90 Minuten Tatort nur etwa 17 Chips. Über Ihre Vorliebe, ungeschlagene Sahne von einem hineingetauchten Löffel zu schlecken, was durchaus einige Stunden in Anspruch nehmen konnte, will ich mich hier gar nicht weiter auslassen.

Im Nachhinein bin ich Marie sehr dankbar für dieses Erweckungserlebnis. Denn ohne ihre harte Schule der Entschleunigung wäre ich Jahre später vielleicht nicht mit meiner Frau zusammengekommen. Dann wäre dieses Buch nie entstanden, denn auch meine Frau ist eine echte Langsamesserin.

Der Turboesser

Später habe ich während meines Medizinstudiums in einer Männer-WG gewohnt. Wir waren zu viert. Sven, einer meiner Mitbewohner, hat mir mein Trauma genommen, dass ich ein zu schneller Esser sei. Unsere WG hat damals sehr viel Geld in eine griechische Pommesbude getragen. Wir alle standen auf Gyrosteller mit Pommes. Jeder von uns hatte so seine Angewohnheiten. Jürgen aß immer ohne Zaziki, Michael mit Pommes und Majo, ich mit einer Kuchengabel und Sven gönnte sich immer zwei Cheeseburger als Vorspeise. Meine Traumaauflösung bestand nun darin, dass Sven seinen Gyrosteller und seine Vorspeisenburger bereits verschlungen hatte, wenn ich erst die Hälfte meines Mahls geschafft hatte. Das ist in vier Jahren ungefähr 400 Mal passiert, denn wir haben alle drei Tage Gyrosteller gegessen. Mein Schnellessertrauma war weg. Ich muss dazu bemerken, dass Sven sich auch mal das Außenband gerissen hat, als er beim Fußballgucken in einer Spielunterbrechung schnell ein Bier aus dem Kühlschrank holen wollte.

Unbewusstes Verhalten

Kennen Sie das? Sie sehen fern und neben Ihnen liegt eine noch ungeöffnete Tüte Chips. Eine Stunde später bemerken Sie, dass die Tüte nicht nur angebrochen, sondern schon komplett leer ist. Sie fragen sich ernsthaft: Wer hat die ganze Tüte Chips gegessen? Sie können sich nicht erinnern, allein eine ganze Tüte gegessen zu haben. Da Sie aber die ganze Zeit allein waren, kommen Sie zu dem Schluss, dass es kein anderer als Sie war, der oder die den Inhalt der Chipstüte vernichtet hat. Genau so könnte es Ihnen gehen mit Keksen, während Sie ein spannendes Buch lesen, oder mit Gummibärchen bei der Arbeit am Computer.

Oder haben Sie mal jemanden beim Fernsehen beobachtet? Während die Augen wie gebannt auf die Mattscheibe gerichtet sind, greift die Hand wie ferngesteuert zum Knabberzeug und führt es dann zum Mund, der das Ganze brav und mechanisch kaut.

Das meiste, was wir an Ungesundem in uns hineinschlingen, nehmen wir noch nicht einmal bewusst war – es läuft nebenher und unbewusst ab. Wir essen zu schnell, wir essen beim Fernsehen oder Lesen oder greifen wie ferngesteuert zum Essen, wenn wir gestresst oder gefrustet sind.

Das erklärt auch, warum viele Menschen sagen: »Ich esse ganz wenig und nehme trotzdem zu.« Das, was sie gezielt und bewusst verzehren, ist vielleicht gar nicht viel. Das meiste – und vor allem Hochkalorisches – passiert »zwischendurch« und unbewusst.

Die Lösung: Dem Unbewussten auf die Schliche kommen

Erkennen Sie den Autopiloten

Um zu verstehen, warum wir das so machen, lohnt ein Ausflug in die Hirnforschung. Es ergibt nämlich durchaus Sinn, dass wir viele Dinge im Alltag über automatisierte Gewohnheiten erledigen. 40 Prozent des Tages laufen so ab. Denken Sie zum Beispiel ans Autofahren, Schuheschnüren, Zähneputzen oder Aufs-Fahrrad-Aufsteigen. Unser Gehirn funktioniert so: Wenn Sie etwas Neues lernen, brauchen Sie Ihr Frontalhirn. Dort werden neue Abläufe erlernt, zum Beispiel das Schuheschnüren. Das war in der Vorschulzeit ganz schön kompliziert. Es hat zahlreiche Versuche gebraucht, bei denen Sie am Anfang immer wieder gescheitert sind, bis Sie irgendwann den Dreh raushatten. Dann hat es immer noch alle Konzentration gebraucht, um eine Schleife zu schnüren, die auch den ganzen Tag gehalten hat. Irgendwann nach ein paar Wochen oder Monaten war es dann so eingeübt, dass Sie nicht mehr darüber nachdenken mussten. Jetzt können Sie, während Sie Ihre Schuhe schnüren, gleichzeitig überlegen, was Sie heute noch einkaufen möchten und wen Sie gleich noch dringend anrufen müssen.

Sobald so ein Ablauf gut erlernt, als automatisiert ist, verlagert sich die Steuerung in tiefere Hirnregionen. Es wird von da an im Mittelhirn bzw. im limbischen System unbewusst gesteuert. Das ist sinnvoll, denn so schaufelt sich Ihr Frontalhirn Kapazitäten frei für die ständigen täglichen neuen Eindrücke und Herausforderungen. Nur so können wir unseren Alltag meistern.

Das bedeutet also: Wenn Sie eine Zeit lang regelmäßig beim Fernsehen Schokolade essen, automatisiert Ihr Gehirn die Verbindung zwischen Fernsehen und Schokoladeessen. Sie brauchen dann keine bewusste Entscheidung mehr (»Ich möchte heute beim Fernsehen

Schokolade essen«), sondern Sie gehen wie ferngesteuert auf dem Weg zum Sofa an die Schublade mit den Süßigkeiten.

Brigitte sagt: »Als ich es mir mal bewusst gemacht habe, war klar: Es läuft immer gleich ab. Nach dem Abendessen ziehe ich mir zuerst meine Arbeitsklamotten aus und was Bequemes an. Dann gehe ich in die Küche und nehme eine Tafel Schokolade mit ins Wohnzimmer. ›Ein Riegel Schokolade kann ja nicht schaden‹, denke ich mir. Dann setze ich mich, ziehe den Fußhocker ran, lege die Füße hoch. Zuerst mache ich dann die Schokolade auf. Dann nehme ich die Fernbedienung in die rechte Hand. Mit links greife ich zur Schokolade, die übrigens immer exakt an der gleichen Stelle auf dem Wohnzimmertischchen liegt. Nach dem ersten Riegel denke ich noch, ein Riegel kann ja nicht schaden, und ab dem dritten Riegel denke ich gar nicht mehr, bis ich irgendwann bemerke, dass die Tafel aufgegessen ist.«

Ute: »Wir sind wie angelernte Automaten.«

Während ich diesen Absatz schreibe, bin ich zwischendurch nach draußen gegangen, um Altpapier wegzubringen. Ich machte also den gewohnten Gang aus dem Haus hinaus und ums Haus herum zu den Mülltonnen. Ich öffnete mechanisch den Deckel, war in Gedanken noch bei dem, was ich gerade geschrieben hatte, und stellte erst in letzter Sekunde fest, dass ich gerade dabei war, das Altpapier in den Kompostbehälter zu werfen. Erst dann registrierte ich, dass die Altpapiertonne gar nicht da stand, wo sie normalerweise steht. Optisch kann man sie wirklich nicht verwechseln mit dem riesigen grünen Kompostbehälter. Das war ein klarer Fall von Hirnausschaltung durch automatisiertes Altpapier-wegbring-Muster.

Wenn wir etwas eine Zeit lang regelmäßig gemacht haben, tun wir es immer weiter, genau wie Zähneputzen. Sie brauchen vier bis sechs Wochen, bis ein regelmäßig ausgeführter Ablauf zu einer automatisierten Gewohnheit wird. Je länger Sie sie praktizieren, desto mehr verfestigen sich die Abläufe. Unsere erlernten Essenmuster praktizieren wir in der Regel seit Jahren oder seit Jahrzehnten.

Und das erlernte automatisierte Naschmuster beginnt in der Regel nicht erst im Wohnzimmer, sondern schon beim Einkaufen. Auch dabei haben wir unsere Routinen, die uns den Einkauf erleichtern. Wir gehen vielleicht immer in denselben Supermarkt, nehmen dieselben Wege durch die Regale, greifen immer zu den gleichen Produkten und haben vor allem beim süßen und salzigen Naschbedarf Lieblingsprodukte, die wir immer wieder kaufen. Und das oft schon seit Jahrzehnten, seit Kindheit oder Jugend.

Übung Privatdetektiv

Stellen Sie sich vor, Sie engagieren einen Privatdetektiv, der Sie für ein paar Tage observieren soll. Sie geben ihm den Auftrag, Ihre Essgewohnheiten auszuspionieren. Wir wissen, das wollen Sie wahrscheinlich gar nicht so ganz genau erfahren. Es lohnt sich aber, die eigenen ferngesteuerten Muster genauer anzusehen, auch wenn es vielleicht zuerst peinlich oder erschreckend ist. Stellen Sie deshalb sicher, dass Sie einen sehr wertschätzenden Privatdetektiv engagieren, der auch Ihre positiven Gewohnheiten notiert.

Wichtig ist natürlich, dass Sie in diesen Tagen alles genau so machen wie bisher. Was würde der Privatdetektiv aufschreiben? Vielleicht würde er so etwas notieren wie in folgender Tabelle.

Mögliche Bewertung Ihres Privatdetektivs

positiv – gesundheitsförderlich	negativ – nicht so gesundheitsförderlich
• kocht gerne und nimmt sich Zeit dafür • isst gerne viel Gemüse • isst abends nach dem Abendessen nichts mehr • geht zweimal in der Woche Gemüse einkaufen • isst am Wochenende viel weniger Süßes als in der Woche • …	• isst so schnell, als wäre ein Tiger hinter ihm her • geht acht bis zehn Mal am Tag an die Schüssel mit Gummibärchen/Nüssen/Bonbons o. a. • isst zu den Mahlzeiten ganz wenig, aber zwischen den Mahlzeiten fünf Mal als Snack einen Schokoriegel • bekommt immer zwischen 15 und 17 Uhr Heißhunger auf Süßes • liest zur Entspannung eine Zeitschrift und leert dabei eine Tüte Kekse • …

Bevor Sie weiterlesen, überlegen Sie und schreiben Sie auf, was dem Privatdetektiv an Ihnen auffallen würde. Ergänzen Sie Ihre Notizen in den nächsten Tagen. Und Sie wissen ja: Privatdetektive nehmen es berufsbedingt sehr genau. Schreiben Sie so konkret wie möglich auf, was Sie täglich oder wöchentlich gewohnheitsmäßig tun. Umso leichter wird es für Sie, etwas an dem Muster zu verändern.

Schaffen Sie neue Autobahnen

Wenn Sie sich jetzt vornehmen, etwas anders zu machen, zum Beispiel beim Fernsehen keine Schokolade mehr zu essen, ist es ein regelrechter Kraftakt, gegen dieses automatisierte, gut einstudierte Muster zu agieren. Der Hirnforscher Gerald Hüter benutzt dafür ein sehr anschauliches Bild, er vergleicht die automatisierten Gewohnheitsmuster mit Autobahnen im Gehirn.

Es sind Verschaltungen im Gehirn, die sehr gut erprobt sind und automatisch funktionieren. Das heißt, sie sind gebahnt wie breite Autobahnen. Wenn Sie einen Supermarkt betreten, kann das bedeuten, dass Sie wie automatisch sich auf das Regal mit Schokopudding, Limonade oder Schokolade zubewegen. Und zwar nur deshalb, weil Sie es schon immer so gemacht haben. Oder dass Sie beim Griff zur Schokolade die Süßigkeit schon aus dem Schrank geholt, ausgepackt und drei Riegel verdrückt haben, bevor Sie überhaupt realisieren, dass Sie gerade Schokolade essen.

Solche Gewohnheitsmuster wirken sehr stark. Wenn Sie die Muster verändern möchten, müssen in Ihrem Gehirn neue Vernetzungen gebahnt werden. Um in dem Bild zu bleiben, ist das so, als würden Sie einen neuen Trampelpfad begehen. Den Trampelpfad müssen Sie erst einige Mal gehen, bevor er überhaupt zu einem erkennbaren Weg wird. Am Anfang ist es vielleicht schwierig, diesen Weg zu gehen. Es gibt Hindernisse, die Sie aus dem Weg räumen müssen. In jedem Fall müssen Sie den Trampelpfad sehr lange immer wieder begehen, bevor daraus irgendwann eine Straße oder eine neue »Autobahn« in Ihrem Gehirn werden kann.

Vor diesem Hintergrund erscheinen auch sogenannte Rückfälle in einem anderen Licht. Diese Autobahn-Gewohnheitsmuster wirken so stark, dass es nur sehr selten gelingt, eine Gewohnheit von einem Tag auf den anderen dauerhaft umzustellen. Die Normalität sieht anders aus. Vor allem am Anfang wird es immer wieder Momente geben, in denen die alte Autobahn aktiviert wird und Sie in die alte Gewohnheit zurückfallen, die sie eigentlich ablegen wollen. Sobald Sie zum Beispiel abgelenkt werden oder gestresst sind, stellt das Gehirn den Autopiloten wieder ein und das alte Muster läuft wieder ab. Ihr Gehirn sorgt so dafür, dass Sie auch in Stresssituationen gut funktionieren.

Das macht es so schwer, Essgewohnheiten zu verändern. Wenn Sie diese Hintergründe kennen, können Sie es sich leichter machen. Wir empfehlen Ihnen, Ihr Abnehmprojekt so zu betrachten, als würden Sie etwas ganz Neues lernen. Wie damals, als Sie Fahrradfahren oder Autofahren gelernt haben. Das hat Zeit gebraucht, in der Regel mehrere Monate. Das war verbunden mit immer neuen Versuchen, mit kleinen Erfolgen, aber auch mit Fehlern und Misserfolgen, aus denen Sie wieder Neues lernen konnten. Wenn Sie Ihr Abnehmprojekt so betrachten, bedeutet das:

Es braucht Zeit und Aufmerksamkeit Es reicht eben nicht, den klaren Willen zu haben wie »Jetzt ernähre ich mich gesünder« oder »Jetzt esse ich keine Chips mehr«. Das wäre so, als würden Sie zum ersten Mal in Ihrem Leben aufs Fahrrad steigen und davon ausgehen, dass Sie sofort losradeln können. Da würden Sie im wahrsten Sinne des Wortes schön auf die Schnauze fallen. Auch beim Autoführerschein brauchen Sie mindesten zehn Fahrstunden plus Theorieunterricht. Wenn Sie etwas an Ihren Ernährungsgewohnheiten ändern wollen, ist das ähnlich. So wie Sie beim Fahrradfahren neue Bewegungsmuster erlernen, brauchen Sie jetzt neue Gewohnheiten: beim Einkaufen, bei der Einkaufsplanung, Sie brauchen neue Rezepte, neue Zutaten, eventuell eine neue Organisation Ihrer Vorratshaltung, neue Abläufe beim Kochen und beim Umgang mit Essgelüsten zwischendurch. Sie benötigen neue Strategien, wenn Sie eingeladen sind, auf Reisen oder wenn Sie ins Restaurant gehen (siehe dazu Schritt 3 (S. 157)). Das ist eine ganze Menge und das braucht Zeit.

Wie wäre es, wenn Sie sich analog zum Autoführerschein vornähmen, einen Führerschein für gesundes genussvolles Essen zu machen? Was sich am Ende genauso gut anfühlen kann, wie Fahrrad oder Auto fahren zu können. Was irgendwann leicht sein wird und von ganz allein geht. Was gut schmeckt und sich genussvoll anfühlt. Und wo Ihnen plötzlich auffällt, dass Sie Ihre alten Naschereien gar nicht vermissen, es Ihnen guttut und Sie sich in Ihrem Körper wohlfühlen.

Ausrutscher ins alte Verhalten sind normal Das Problem ist nämlich gar nicht, dass Sie zwischendurch mal wieder zur Schokolade oder zu den Chips greifen, das Problem ist unser Umgang damit. Oft kommentiert der innere Kritiker den Ausrutscher gnadenlos als »Versagen«, »Versuch gescheitert« oder »Ich hab's doch gleich gesagt, dass du es nicht schaffst!«. Dann fühlen Sie sich schnell inkonsequent und haben das Gefühl, dass es sowieso keinen Zweck hat weiterzumachen und schon ist die Motivation dranzubleiben hinüber.

Wir empfehlen Ihnen: Rechnen Sie damit, dass es sowieso passiert, dass Sie an Ihren Vorsätzen nicht immer festhalten. Und wenn es passiert, dann ist das kein Problem – probieren Sie es einfach am nächsten Tag wieder neu. Gunther Schmidt nennt es »eine Ehrenrunde ins alte Verhalten drehen« – das klingt doch viel besser als »versagt haben« oder »Rückfall«. Und es macht vor allem klar, dass Sie nach jeder Ehrenrunde zurück ins neue Verhalten spazieren können. Richten Sie Ihre Aufmerksamkeit lieber auf die Male, bei denen Sie erfolgreich Ihr Verhalten verändert haben. Oder Sie nutzen diese Erfahrung, um sich zu überlegen, was Sie verführt hat. Wie eine Fahrstunde, in der Sie wieder was gelernt haben. Oder wie beim Fahrradfahrenlernen: Wenn Sie hingefallen sind, hat Ihr Körper etwas Neues gelernt, zum Beispiel, dass Sie hinfallen, wenn Sie sich zu weit in die Kurve legen. Also probieren Sie es beim nächsten Mal mit etwas weniger Schwung. Das machen Sie so lange weiter, bis Sie genau den richtigen Dreh gefunden haben.

Macht Sie Schokolade wirklich glücklich?

Schon als Kind haben wir gelernt: Süßes macht glücklich. Mit Süßem wurden wir belohnt, wenn wir etwas gut gemacht hatten, und mit Süßigkeitenentzug bestraft, wenn wir ungezogen gewesen waren. Süßes gab es zum Trösten und zum Feiern. Unbewusst verbinden wir auch als Erwachsene Süßigkeiten mit sehr positiven Gefühlen wie Trost und Beruhigung bei Stress. Aber auch andere Nahrungsmittel können je nach Vorliebe genau diese Funktion übernehmen – nämlich sich etwas Gutes zu tun. Das können salziges Knabberzeug, Käse, Salami, Nussmus, Pizzareste aus dem Kühlschrank oder alles andere sein, das Sie verführt, immer wieder zu viel davon zu essen.

Neben den Gewohnheitsautobahnen im Gehirn ist das der zweite Grund, aus dem es so schwierig ist, solche Essgewohnheiten aufzugeben: Sie sind mit positiven Emotionen verbunden. Zumindest im ersten Moment – bis das schlechte Gewissen kommt.

Unterscheiden Sie Hunger von Esslust

Wie oft essen wir aus Langeweile, Gewohnheit oder reiner Naschlust? Das alles hat nichts mit echtem Hunger zu tun, sondern es sind Essgelüste, die im Kopf entstehen. Vor allem, wenn Sie oft Gelüste auf ein bestimmtes Nahrungsmittel haben, geht es meist um emotionale Ursachen. Der Arzt und Ernährungsexperte Andreas Hammering schreibt: »Wenn es Sie ganz plötzlich unbedingt nach einem bestimmten Schokoriegel (oder einem Burger, einem Cupcake, Kartoffelchips mit Rosmarin ...) verlangt und Sie an nichts anderes mehr denken können, ist das ganz klar eine emotional bedingte Esslust.«

Valerie zum Beispiel hat die Angewohnheit, sich als Allererstes etwas Süßes zu gönnen, wenn Sie nach einem anstrengenden und langen Arbeitstag nach Hause kommt. Das sind bei ihr je nach Tagesverfassung ein bis zwei Schokopuddings, von denen sie immer einen Vorrat im Kühlschrank hat. »Es ist so, als müsste ich das dann essen. Erst dann fühle ich mich etwas entspannter und kann den Feierabend einläuten.« Der Schokopudding ist also eine Erste-Hilfe-Maßnahme gegen ihr Stressgefühl, wenn sie nach Hause kommt. Sie möchte sich nach dem harten Tag etwas Gutes tun. Es bringt sie runter und funktioniert für sie als Ritual für den Übergang von der schnell getakteten Arbeit zum entspannten Feierabend. Es steckt also eine gute Absicht dahinter.

Machen Sie sich klar, dass es zwei verschiedene Dinge sind: Es gibt den Wunsch, sich etwas Gutes zu tun, sich für einen anstrengenden Tag zu belohnen und sich zu entspannen. Diese Absicht ist an sich etwas Gutes und Gesundes. Diese Absicht ist allerdings bei Valerie automatisch mit der Lust auf Schokopudding verbunden. Wenn sie weniger Schokopudding essen möchte, ist es wichtig, sich zu fragen: Wie könnte sie dieses legitime Bedürfnis, sich zu entspannen und sich etwas Gutes zu tun, auf eine andere Art befriedigen? »Was mir unglaublich guttut, ist, draußen in der Natur zu sein, aber dazu komme ich im Moment viel zu wenig, seit ich den neuen Job habe.«

Valerie entscheidet sich, nach dem Mittagessen einen 30-minütigen Spaziergang durch einen Park in der Nähe ihres Büros zu machen. Sie macht die Erfahrung, dass es ihr sehr guttut, den Kopf einmal am Tag richtig freizubekommen. Dadurch ist sie am Nachmittag viel frischer, kann sich besser konzentrieren und fährt lange nicht so erschöpft nach Hause wie sonst. Positiver Nebeneffekt ist, dass ihr auf dem Spaziergang viele Ideen für ihre Arbeit kommen, die sie dann am Nachmittag umsetzen kann, sodass sie am Ende sogar das Gefühl hat, dass diese Spaziergangspause für ihre Arbeit effektiv sei.

»Nach der Arbeit habe ich zwei Ideen ausprobiert, wie ich mich entspannen und den Abend gut einläuten kann. Weil mir Bewegung so guttut, mache ich entweder einen kurzen Spaziergang um den Block. Das ist oft nur eine Viertelstunde, aber wenn ich spontan Lust habe, wird daraus auch manchmal sogar eine ganze Stunde. Danach fühle ich mich erfrischt und angenehm entspannt. Oder wenn ich keine Lust habe rauszugehen, dann lege ich meine Lieblings-CD von Bach auf, lege mich mit einem Tee aufs Sofa und höre erst mal nur Musik. Eine Viertelstunde reicht schon, das macht den Kopf frei und tut mir als Übergangsritual in den Abend sehr gut. Der Appetit auf Schokopudding war natürlich in der ersten Zeit noch sehr stark, aber schon nach einer Woche habe ich gemerkt, dass ich mehr Lust hatte auf Spazierengehen oder Musikhören als auf Schokopudding.«

Stellen Sie sich folgende Frage: Welche berechtigten Bedürfnisse stehen bei Ihnen dahinter, wenn es Sie nach bestimmten Nahrungsmitteln verlangt? Welches Gefühl ist damit verbunden? Stress, Überforderung oder Erschöpfung? Langeweile? Frust oder Ärger? Mangel an Anerkennung und Zuwendung? Sorgen wegen irgendetwas? Zu wenig Schlaf oder zu wenig Bewegung? Und was würde Ihnen jetzt wirklich guttun? Entspannung, Schlafen oder Bewegung? Abwechslung? Trost? Eine Umarmung oder ein Kompliment? Ein gutes Gespräch? Sich belohnen? Lachen? Ablenkung? Um die emotionale Verbindung zum Essen zu durchbrechen, ist der erste Schritt, sich der Gefühle bewusst zu werden, die Sie zum Essen bringen.

Ein anderes Beispiel: Jochens bevorzugter Snack sind gesalzene Erdnüsse. In der Teeküche im Büro, in dem er arbeitet, stehen sie immer griffbereit. Er sitzt fast den ganzen Tag am Rechner. So gut wie jede Stunde steht er auf, geht zur Teeküche, schnappt sich eine ordentliche Handvoll Erdnüsse und isst sie auf dem Weg zurück an den Rechner. Da kommen über den Tag verteilt einige Kalorien zusammen. »Als ich mich gefragt habe, welches Bedürfnis dahintersteht, war mir klar: Diese Gänge zu den Erdnüssen sind eigentlich meine Pausen. Außer in der Mittagspause für eine halbe Stunde komme ich aus dem Büro gar nicht raus und starre den ganzen Tag auf den PC. Immer wenn ich mal nicht weiterkomme mit meiner Arbeit oder mich nicht mehr konzentrieren kann, stehe ich also auf, und ab in die Teeküche. Oft tun mir auch einfach die Schultern weh vom langen Sitzen am PC. Wenn mich aber die Erdnüsse nicht dahinziehen würden, würde ich mir es nicht erlauben, jede Stunde eine Pause zu machen. Dazu habe ich viel zu viel auf dem Schreibtisch.« Auch hier liegt also ein sehr berechtigtes Bedürfnis vor: das Bedürfnis nach einer Pause für den Kopf und Entspannung für die Schultern.

Unsere Ernährung hat viel damit zu tun, wie wir mit Stress umgehen. Oder um es anders zu sagen: Ernährung ist unser Stressreduktionsprogramm. Viele von uns kompensieren Stress durch Essen. Statt uns eine Pause oder Bewegung zu erlauben, stopfen wir irgendetwas in uns hinein, weil es gerade verfügbar ist, schnell nebenher zu machen ist, keine Zeit kostet und innerlich beruhigt. Und Sie können sofort ohne Pause weiterarbeiten. Genauso, wie wir verlernt haben, auf unsere Hungersignale zu achten, haben wir verlernt, auf unsere Pausenbedürfnisse zu hören. Bei Müdigkeit gibt es einen Kaffee oder eine Cola, bei Konzentrationsschwäche was Süßes. Dabei hilft all das nur scheinbar und nur kurzfristig, nach einer Stunde ist die Müdigkeit, die Konzentrationsschwäche oder der Heißhunger auf was Süßes wieder da.

Wenn Essen bislang Ihre Hauptstressreduktionsmethode ist, bedeutet das, dass Sie neue Möglichkeiten der Stressreduktion brauchen, wenn Sie weniger essen möchten. Eine einfache und sehr effektive Methode ist es, kleine Pausen in den Tag einzubauen. Hand aufs Herz: Ist bei Ihnen Ihr Bauchumfang ein Indikator für Stress? Wie sieht es bei Ihnen aus mit Pausen im Laufe des Tages?

Nutzen Sie Pausen als Effizienz-Turbo

Der wichtigste Einwand lautet meistens: »Dafür habe ich keine Zeit – ich habe einfach zu viel zu tun.« Alle Erfahrungen aus der Praxis zeigen, dass es genau umgekehrt ist. Eine Pause kostet Sie keine Zeit – im Gegenteil: Sie bringt Ihnen Zeit! Eine Pause verbessert Ihre Konzentration und Kreativität, das heißt, Sie machen danach weniger Fehler und haben bessere Ideen, um Ihre Aufgaben zu lösen. Sie schafft Distanz und hilft Ihnen dabei, bessere und effektivere Entscheidungen für Ihre Arbeitsabläufe zu treffen. Und nicht zuletzt hebt eine Pause die Stimmung, entspannt den Körper und verbessert damit deutlich das Wohlgefühl. Egal, ob Sie im Büro arbeiten, in einem Geschäft, einer Werkstatt oder sich mit Haushalt oder Kindern beschäftigen – testen Sie es: An einem Tag mit Pausen schaffen Sie genauso viel oder mehr als an einem Tag, an dem Sie durcharbeiten.

Bei diesem Thema ist sich die Wissenschaft einig. Wir brauchen regelmäßige Pausen, um gesund zu bleiben und um effektiv zu sein. Wir sind keine Maschinen und erst recht ist das dauerhafte Sitzen am Rechner keine artgerechte Haltung für uns Menschen. Spätestens nach 90 Minuten brauchen wir eine Pause von zehn bis 15 Minuten. Manche Experten empfehlen sogar alle 20 bis 30 Minuten eine kurze Bewegungspause von zwei bis fünf Minuten.

Ute: »Keine Pausen machen rächt sich.«

Ich weiß, wovon ich rede – wenn ich viel zu tun habe, fällt es mir sehr schwer, Pausen zu machen. Deshalb stelle ich mir sogar den Wecker auf alle 30 Minuten. Sonst vergesse ich die Pause einfach. Das rächt sich dann, wenn ich mich schon nach zwei Stunden nicht mehr richtig konzentrieren kann, der Arbeitstag aber noch lange nicht vorbei ist. Und immer, wenn ich denke, dass ich gerade keine Zeit für eine Pause habe, erinnere ich mich an den Spruch einer britischen Schriftstellerin: »Was dich gerade jetzt am meisten weiterbringt, ist eine Pause.«

Jochen zum Beispiel entscheidet sich dafür zu handeln, bevor der Heißhunger auf Nüsse kommt: Jede halbe Stunde steht er kurz auf, vertritt sich die Beine, indem er zwei Runden durch sein Büro läuft, und lässt dabei seine Schultern kreisen. Nach eineinhalb Stunden geht er für zehn Minuten für eine kurze Runde nach draußen – die Bewegung und die frische Luft helfen ihm am meisten, den Kopf freizubekommen. Außerdem verschwindet der Appetit auf Nüsse und seine Schulterschmerzen gehen zurück. Er macht es als Experiment für zwei Wochen und stellt fest, dass er abends nach der Arbeit deutlich mehr Energie hat. Das klingt wie ein Zaubermittel, oder?

Sich abends mit Naschen belohnen wird umso wichtiger, je mehr Sie sich an dem Tag angestrengt haben. Wenn Sie auf dem letzten Loch pfeifen, ist keine Energie mehr da für irgendetwas anderes außer dem üblichen »Belohnungsprogramm«, zum Beispiel Fernsehen und Süßigkeiten.

Deshalb empfehlen wir Ihnen, zwei Fliegen mit einer Klappe zu schlagen: Wenn Sie sowieso etwas an Ihren Naschgewohnheiten ändern möchten, bauen Sie sich ein neues Gewohnheitsmuster, das Ihnen gleichzeitig körperlich guttut, das Sie entspannt, Ihnen Freude macht oder Sie zum Lachen bringt. Das motiviert, hält doppelt und wirkt damit nachhaltiger.

Bewegungskick statt Essenflash Wenn Sie zwischendurch nicht rausgehen können oder wollen, ist eine Runde durchs Treppenhaus eine gute Alternative – zwei Etagen rauf und zwei Etagen runter. Wichtig ist: Tun Sie etwas anderes als das, was Sie während Ihrer Arbeit tun. Wenn Sie Ihre Arbeitszeit am Bildschirm verbringen, ist es gut, in den Pausen eben nicht im Internet zu surfen oder zu whatsappen, sondern offline zu sein. Das bedeutet entweder Bewegung oder manchmal vielleicht auch ein Pläuschchen mit Kollegen. Wenn Sie allerdings im Job viel reden oder telefonieren, dann ist es gut, in der Pause eben nicht zu reden, sondern sich lieber zu bewegen.

Sinnesrauschen statt Bildschirmflimmern Sie könnten sich stattdessen auch mit einem Tee hinsetzen und zehn Minuten aus dem Fenster gucken. Achtung, das ist eine echte Herausforderung, weil wir das Nichtstun nicht mehr gewohnt sind und sofort die innere To-do-Liste rattert und uns erzählt, was wir jetzt alles Sinnvolles tun müssten, statt hier faul rumzusitzen. Machen Sie sich klar: Das Effizienteste, das Sie jetzt tun können, ist eine Pause! Wenn solche Stressgedanken auftauchen, ist es hilfreich, den Geist bewusst mit etwas anderem zu beschäftigen. Zum Beispiel können Sie sich auf das konzentrieren, was Sie sehen, während Sie aus dem Fenster blicken: die verschiedenen Grünfarbtöne der Pflanzen und Blätter, das Spiel von Licht und Schatten, die Bewegungen durch den Wind, das Vogelgezwitscher und andere Geräusche … Oder Sie konzentrieren sich auf den Geschmack des Tees, die Wärme der Teetasse in Ihrer Hand. Oder Sie legen Ihre Hand auf den Bauch und konzentrieren sich auf drei bewusste Atemzüge.

Die Top drei für Kurzentspannung am Arbeitsplatz:

- Bewegung, Bewegung, Bewegung: aufstehen und Schulter kreisen lassen, recken, strecken und dehnen, Treppen laufen o. Ä.
- Fensterblick: mit allen fünf Sinnen wahrnehmen, schon zwei bis drei Minuten sind eine wahre Wohltat für computerangestrengte Augen
- drei tiefe Atemzüge, zum Beispiel immer wenn Sie eine Arbeit beendet haben, bevor Sie zu einer neuen Aufgabe übergehen oder immer wenn Sie einen Schluck trinken: kostet nur 30 Sekunden und entspannt und erfrischt den ganzen Körper

Stoppen Sie den Autopiloten

Um es noch mal zusammenzufassen: Es ist unglaublich schwer, Essgewohnheiten zu verändern. Sonst hätten Sie es schon lange getan und würden dieses Buch nicht lesen. Und es ist möglich!

Es ist schwer, weil unsere Essgewohnheiten meist schon als Kind geprägt worden und seit Jahrzehnten so einstudiert sind. Weil bestimmte hochkalorische Nahrungsmittel außerdem mit starken positiven Emotionen verbunden sind. Und weil sie immer verfügbar sind und uns schnelle Erfüllung unserer Bedürfnisse versprechen.

Es ist trotzdem möglich, Essgewohnheiten zu verändern, wenn Sie all diese Hintergründe kennen und berücksichtigen:

Den Autopiloten erkennen

Schauen Sie sich noch einmal die Notizen Ihres Privatdetektivs (S. 68) an. Ergänzen Sie: Was sind typische Situationen, wenn Sie typischerweise zu viel von etwas essen, was Ihnen nicht guttut? Welche Gefühle und welche Bedürfnisse haben Sie in den Situationen?

Möchten Sie sich belohnen nach einen anstrengenden Tag? Oder sich beruhigen, wenn Sie sich gestresst und unter Strom fühlen oder Sorgen haben? Brauchen Sie eigentlich Trost, weil Sie einen schlechten Tag hatten oder es Ihnen gerade nicht gut geht? Oder wollen Sie bei Frust, Langeweile, Ärger oder Ähnlichem sich etwas Gutes tun und dadurch die Stimmung wieder heben? Fühlen Sie sich gerade unzulänglich oder überfordert?

Warum wollen oder »müssen« Sie essen?

Situation/Zeitpunkt	Warum »brauchen« Sie jetzt Zucker? Welche Gefühle erleben Sie in der Situation?	Welches Bedürfnis steht dahinter? Was bräuchten Sie jetzt? Was würde Ihnen guttun?
• nach der Arbeit, nach dem Mittagessen/Abendessen • wenn ich Streit habe, mich ärgere • am Geldautomaten, wenn ich feststelle, dass mein Konto überzogen ist • vor oder nach einem schwierigen Gespräch	• Erschöpfung, Langeweile • Frust, Ärger, Sorgen • Stress wegen ... • zu viel um die Ohren • Überforderung • das Gefühl, heute nichts geschafft zu haben • Einsamkeit • echter Hunger? ...	• Entspannung • Trost • ein Kompliment • eine Umarmung • ein gutes Gespräch • lachen, mich abreagieren • dem Ärger Luft machen • Bewegung • Ablenkung • mich mit etwas Schönem beschäftigen ...

Lassen Sie sich dafür Zeit und ergänzen Sie die Liste in den nächsten Tagen, wann immer eine Situation auftaucht, in der Sie nicht aus echtem Hunger essen. Erkennen Sie ein Muster? Zum Beispiel, dass es zwar verschiedene Situationen sind, aber immer wieder ähnliche Bedürfnisse?

Neue Angewohnheit anzunehmen ist leichter, als alte aufzugeben

Wenn wir uns bewusst vornehmen, etwas zu verändern, sagen die automatisch ablaufenden Programme: »Du kannst uns mal.« Der Wille ist wichtig – reicht aber allein noch nicht aus. Deshalb funktioniert es meistens nicht, wenn Sie den vagen Vorsatz fassen, abends keine Schokolade mehr vorm Fernseher zu naschen. Gunther Schmidt formuliert es so: »Das alte Muster hat so einen starken Wettbewerbsvorteil, dass das neue Muster wirklich gute Unterstützung braucht.« Eine Möglichkeit ist zum Beispiel, sich ein neues Muster zu überlegen. Etwas, das Sie statt des alten machen möchten. Sie gewöhnen sich quasi eine Ersatzgewohnheit an mit dem Ziel, dass sie irgendwann genauso automatisiert abläuft wie die alte Gewohnheit.

Stellen Sie sich vor, Sie setzen sich noch einmal mit Ihrem Privatdetektiv zusammen und entwickeln mit ihm gemeinsam eine neue Strategie. Das heißt, Sie entwickeln ein neues Muster, das Sie sich statt des alten Gewohnheitsmusters angewöhnen möchten.

Schauen Sie sich dazu Folgendes an: Was ist das Bedürfnis, das bei Ihnen am häufigsten aufgetaucht ist? Gibt es noch ein zweites Bedürfnis, das öfter auftaucht? Sammeln Sie Ideen dafür, wie Sie dieses Bedürfnis anders befriedigen könnten. Dann verschwindet oft der Heißhunger auf etwas Ungesundes von ganz allein. Machen Sie ein Brainstorming zusammen mit Ihrem Privatdetektiv – sammeln Sie so viele Ideen wie möglich.

Bei Jochen zum Beispiel war das wichtigste Bedürfnis »mich entspannen/mir nach der Arbeit etwas Gutes tun«. Das war seine Ideenliste:
- ein Schläfchen von 15 bis 20 Minuten auf der Couch
- mein Lieblingsbuch lesen
- Musik hören
- bei gutem Wetter auf den Balkon/in den Garten für zehn Minuten in die Sonne legen
- fünf Minuten Krafttraining machen
- zeichnen
- einen Sandsack besorgen und fünf Minuten beim Boxen austoben
- ein heißes Bad nehmen

Er entschloss sich ebenfalls, zwei Ideen auszuprobieren. Zeichnen war etwas, das er früher sehr oft getan hatte und das in den letzten Jahren völlig in Vergessenheit geraten war. Dafür brauchte er nur einen Bleistift und besorgte sich dazu ein Skizzenbuch. Am Anfang kostete es ihn etwas Überwindung, weil er sehr aus der Übung war und fürchtete, dass ihm seine Zeichnungen nicht gefallen würden. Er nahm sich deshalb vor, es eine Woche lang auszuprobieren und dabei nicht auf das Ergebnis zu schauen. Also nahm er als Erstes, wenn er nach Hause kam, sein Skizzenbuch zur Hand und machte eine Zeichnung. Schon nach ein paar Tagen merkte er, wie die alte Begeisterung fürs Zeichnen wiederkam. Die zweite Option war für ihn ein kurzes Schläfchen. Wenn er also nach Hause kam und so k.o. war, dass er noch nicht mal

Lust aufs Zeichnen hatte, stellte er den Wecker auf 20 Minuten und legte sich auf die Couch. Nach dem Schläfchen war er ausgeruht und schon viel besser gelaunt. Selbst wenn er mal nicht einschlief, tat ihm das kurze Ruhen gut.

Wichtig ist, dass Sie sich für Ideen entscheiden, die Ihnen guttun UND auf die Sie Lust haben. Es hat überhaupt keinen Sinn, sich vorzunehmen, joggen zu gehen, wenn Sport Ihnen keinen Spaß macht. Denn langfristig werden Sie es sowieso nur tun, wenn Sie es unterm Strich als einen Gewinn ansehen. So schlagen Sie zwei Fliegen mit einer Klappe – Sie verzichten auf etwas Gesundheitsschädliches und tun etwas, das Ihnen wirklich guttut. Was sind die Dinge, die Sie entspannen und die Ihnen gleichzeitig Spaß machen? Wie können Sie etwas davon realistisch in Ihren Tag einbauen?

Weitere Ideen könnten zum Beispiel sein:
- zehn Minuten zu Ihrer Lieblingsmusik tanzen
- joggen gehen
- einen Spaziergang machen
- in die Sauna gehen
- eine Freundin anrufen, mit der Sie gut lachen können
- einen lustigen Film schauen
- gärtnern
- stricken, häkeln
- handwerken

Was spricht Sie an? Was würde Ihnen wirklich guttun? Worauf haben Sie Lust? Schreiben Sie auf, was Sie gerne ausprobieren möchten.

Schützenhilfe für die neuen Muster

Haben Sie ein neues Muster gefunden? Haben Sie Lust, diese neue Idee auszuprobieren? Bevor Sie starten, sorgen Sie dafür, dass Sie optimale Bedingungen für das neue Muster schaffen. Wir stellen Ihnen im Folgenden vor, was das genau heißt.

Erschweren Sie alte Gewohnheitsmuster

Räumen Sie Ihre Vorratslager leer. Verschenken Sie Ihre Vorräte an Süßigkeiten oder Knabbereien oder werfen Sie sie weg. Wenn andere Personen in Ihrem Haushalt leben, die weiter Süßigkeiten & Co. essen möchten, bitten Sie sie, den Vorrat woanders zu lagern, ihn vielleicht sogar zu verstecken, sodass Sie ihn nicht ohne Weiteres finden. Wenn es sich für Sie zu heikel anfühlt, gar keine Vorräte zu haben, können Sie sich auch entscheiden, Ihre Vorräte an einem Ort zu lagern, der etwas schwieriger zu erreichen ist als Ihre Küchenschublade. Zum Beispiel auf dem Dachboden oder im Keller. Egal, für welche Variante Sie sich entscheiden: Das Muster kann dann zumindest nicht mehr so automatisiert – also ohne dass Sie es bemerken – ablaufen. Das Gleiche gilt natürlich für Vorräte an Ihrem Arbeitsplatz.

Sie kennen sich selbst am besten: Stellen Sie sich vor, Sie nehmen sich für die nächsten Tag etwas Neues vor. Was könnte Sie verführen, doch wieder ins alte Muster zu verfallen? Was könnte Sie daran hindern, etwas Neues auszuprobieren? Und wie könnten Sie damit umgehen?

Erleichtern Sie die neuen Muster

Legen Sie stattdessen alles bereit, was Sie für Ihre neue Gewohnheit brauchen, sodass es für Sie so einfach wie möglich ist. Erinnern Sie sich daran, dass unser Gehirn wie ein guter Automat funktioniert. Nach einem langen, anstrengenden Tag sind dann leicht alle guten Vorsätze vergessen. Sie können sich zum Beispiel etwas in den Weg legen, was Sie an Ihr Vorhaben erinnert – Ihre Laufschuhe, eine CD, ein Buch, Strickzeug, einen großen Zettel mit einer Erinnerung – was auch immer.

Neuen Genuss erlernen

Auch jetzt brauchen Sie keine Verbote. Für die meisten Menschen ist es einfacher, wenn sie sich die alten Leckereien nicht komplett und für immer verbieten. Frei nach dem Motto: Sie probieren etwas Neues aus – wann immer Ihnen aber mal doch zu sehr nach dem Alten gelüstet, dürfen Sie zugreifen. Nur eben nicht jeden Tag. Diese Idee hilft, dem sogenannten Romeo-und-Julia-Effekt vorzubeugen. Das beschreibt den Effekt, dass etwas Verbotenes nur durch das Verbot umso attraktiver wird, alle Gedanken gerade wegen des Verbots darum kreisen und es umso schwerer wird, davon nicht zu essen.

Gleichzeitig werden sich mit der Zeit, wenn Sie seltener Ihre Lieblingsleckereien zu sich nehmen, Ihre Geschmacksnerven verändern. Es kann sein, dass Ihre bisherigen geliebten kleinen »Sünden« Ihnen nicht mehr so gut schmecken, wenn Sie sich von Ihnen entwöhnt haben, sondern dass Sie stattdessen den Eigengeschmack von Obst und Gemüse, Kräutern und Gewürzen viel intensiver wahrnehmen und damit normales Essen für Sie insgesamt genussvoller wird.

Deshalb empfehlen wir Ihnen, langfristig auf »Hochprozentiges« umzusteigen. Wenn Sie zum Beispiel bislang viel Schokolade oder andere Süßigkeiten gegessen haben, probieren Sie aus, langfristig auf Bitterschokolade mit einem hohen Kakaoanteil zu wechseln. Das hat zwei Gründe: Erstens schmecken »normale« Süßigkeiten extrem und unnatürlich süß, wenn Sie eine Zeit lang nichts Süßes gegessen haben. Da reichen schon zwei Wochen, um diesen Effekt zu bemerken. Die sonst so geliebten Süßigkeiten schmecken dann geradezu unangenehm süß. Zweitens hat »hochprozentige« Schokolade durch den geringeren Zuckeranteil ein viel geringeres Suchtpotenzial. Das bedeutet, dass Sie schneller aufhören können und vielleicht nur ein Stück oder einen Riegel essen. Wenn Sie nur wenig davon essen, hat es noch einen weiteren positiven Effekt. Im Gegensatz zur herkömmlichen Schokolade führt es nicht zu einer Unterzuckerung und deshalb auch nicht zu weiterem Heißhunger. Sie kommen also nicht so schnell wieder drauf. Das gilt für einen Kakaoanteil ab 80 Prozent aufwärts.

Bitterschokolade gibt es in allen Varianten von 75, 85 und 92 bis zu 99 Prozent. Da können Sie sich langsam hochprobieren. Denn wenn Sie von jetzt auf gleich sich an 92- oder 99-prozentige Schokolade wagen, ist das oft mit Gesichtsentgleisung verbunden, weil es einfach nicht schmeckt, solange Sie den extremen Süßgeschmack »normaler« Süßigkeiten gewohnt sind. Ein guter Moment für den Umstieg ist deshalb dann, wenn Sie schon ein bis zwei Wochen keine Süßigkeiten gegessen haben. Dann sind nur ganz leicht gesüßte Süßigkeiten ein echter Genuss. Und genau darum geht es – um einen neuen Genuss. Dazu brauchen Sie etwas Umgewöhnungszeit – Ihre Geschmacksnerven brauchen etwas Zeit, um sich das Übermaß an Süßem abzugewöhnen.

Die krasseste Umgewöhnungsgeschichte hat ein Kollege von Ute erzählt: Er hatte ein fünftägiges Rohkostseminar besucht (keine Sorge – das legen wir Ihnen nicht ans Herz!). Fünf Tage lang hatte diese Gruppe also auf alle erdenklichen Arten Rohkost zubereitet und gegessen. Am fünften Tag gehört als Seminarabschluss ein Besuch in einer Bäckerei dazu. Jeder sollte seinen Lieblingskuchen oder sein Lieblingsteilchen bestellen. Alle Seminarteilnehmer haben diese ehemalige Lieblingsspeise nicht runterbekommen – weil es für sie schmeckte wie Pappe und voller Chemie.

Das ist natürlich ein extremes Beispiel, aber uns beiden geht es ähnlich mit Süßem – wenn wir mal etwas probieren, schmeckt es uns einfach nicht mehr. Das Gleiche hört Ute immer wieder von Menschen, die eine Zeit lang keinen Zucker mehr essen. Was Sie stattdessen gewinnen, ist ein intensiveres Geschmackserlebnis beim Essen. Zum Beispiel schmecken Obst und Gemüse, aber auch Kräuter und Gewürze deutlich intensiver. Wir erleben es als eine neue Art von Genuss.

Wenn salzige Erdnüsse Ihr Suchtmittel sind, steigen Sie um auf pure Erdnüsse ohne Salz und Fett, am besten in der Schale. Wenn es bei Ihnen Chips mit Aromen und Zusatzstoffen sind, könnten Sie sich ab und zu Kartoffel- oder Gemüsechips gönnen, die nur gesalzen sind. Bei beiden ist der Suchtfaktor viel geringer, sodass es viel leichter ist, aufzuhören zu essen, bevor die Tüte oder Dose leer ist (siehe dazu »Chemie im Essen weglassen« (S. 113)).

Und noch ein Hinweis: Es kann in Einzelfällen so sein, dass sehr unangenehme Gefühle auftauchen wie starke innere Unruhe oder Ängste, wenn Sie auf bestimmte Nahrungsmittel verzichten wollen. Wenn Sie deshalb verständlicherweise doch wieder zu dem greifen, was Sie eigentlich nicht mehr essen möchten, kann therapeutische Unterstützung hilfreich sein. Einen Link zu Therapeuten in Ihrer Nähe finden Sie im Anhang.

Slow down!

Eines der wichtigsten Hilfsmittel, um den Autopiloten zu stoppen, ist wie gesagt eine leichte Verlangsamung Ihres Alltags. In der normalen Alltagshektik haben Sie wenig Chancen, neue Muster aufzubauen. Denn Sie wissen: Je mehr Stress Sie haben, desto mehr stellt Ihr Gehirn auf Funktionieren im Autopiloten um. Kleine Veränderungen reichen aus und haben oft schon eine große Wirkung. Erinnern Sie sich an die drei Kurzentspannungsfavoriten zwischendurch: aufstehen und bewegen, Fensterblick oder drei bewusste tiefe Atemzüge machen. Suchen Sie sich eins davon aus und experimentieren Sie damit. Dreimal täglich oder jede halbe Stunde oder sooft es Ihnen in den Sinn kommt. Es kostet so gut wie keine Zeit und bringt deutlich mehr Konzentration, Klarheit und Gelassenheit.

Eine zweite Verlangsamungsstrategie legen wir Ihnen ans Herz. Auch da sind sich die Experten einig: Wir brauchen Offlinezeiten und Zeiten zum Nichtstun. Früher nannte man das Mußezeiten. Schaffen Sie es, 15 Minuten am Tag nichts zu tun? Nicht zu lesen, auch nicht Radio zu hören, sondern nur auf dem Stuhl, Sofa oder im Sommer auf der Gartenliege zu sitzen und die Gedanken treiben zu lassen? Wenn Sie – wie die meisten Menschen – das nicht mehr in Ihrem Alltag haben, raten wir Ihnen, es auszuprobieren. Eine Viertelstunde am Tag bewusstes Nichtstun reicht oft schon aus, um das Gehirn von der Dauerhektik zu entspannen. Es ist, wie einmal den Resetknopf fürs Gehirn zu drücken – danach ist es wieder frisch für den weiteren Tag. Der schon genannte Blick aus dem Fenster ist eine Variante dafür. Egal, wo und wie Sie sitzen – konzentrieren Sie sich einfach auf Ihren Körper, Ihre Atmung und Ihre fünf Sinne.

Drittens hat es Sinn, gerade das Essen bewusster zu gestalten oder zu verlangsamen. Coach Sabine Asgodom zitiert den Satz ihres Großvaters: »Wer beim Essen schwitzt und beim Arbeiten friert, ist gesund.« Ein Satz, der sie zum »Schwerarbeiten« am Esstisch gebracht hat. Sie sagt von sich, dass sie sehr, sehr schnell isst. Die üblichen Ratschläge zur Verlangsamung des Essens sind: bewusst kauen, am besten jeden Bissen mindestens 30 Mal. Schnellesser werden allerdings oft wahnsinnig, wenn sie das ausprobieren. Vielleicht finden Sie bei den nächsten beiden Vorschlägen eine kleine Anregung.

Multitasking beim Essen vermeiden Wenn Sie etwas essen, dann tun Sie dabei nichts anderes: Sehen Sie nicht fern, lesen sie weder die Zeitung noch Bücher, hören Sie kein Radio. Jede Ablenkung beim Essen verstärkt das unbewusste Essen mit allen Folgen – zu schnell und zu viel zu essen. Auch wenn Sie ausnahmsweise etwas zwischendurch essen – setzen Sie sich auch dafür hin und tun Sie nichts anderes, während Sie den Snack essen.

Und was tun Sie dann mit Ihren Händen beim Fernsehen? Wenn es für Sie sehr irritierend ist, beim Fernsehen nichts zu essen – erinnern Sie sich: Das ist kein Wunder, wenn es eine Gewohnheit ist, die Sie vielleicht schon seit Kindheitstagen haben. Wann immer es Ihnen schwerfällt oder Sie unruhig werden, weil Sie nichts zum Naschen beim Fernsehen haben, empfehlen wir auch da Bewegungskick statt Essensflash. Beim Fernsehen sind wir ja meist in intimer Umgebung, entweder allein oder im Kreis der Familie, da schauen keine Fremden zu. Sie können zum Beispiel Ihre Schultern kreisen lassen, Ihre Handgelenke, Ihre Ellbogen oder Fußgelenke oder Hüften. Sie können eine ganze Menge Bewegungen machen, bei denen Sie trotzdem weiter sitzen bleiben und fernsehen können. Wenn Sie mit Kindern fernsehen, können Sie sogar ein Spiel daraus machen. Wer findet die meisten Bewegungsmöglichkeiten? Arme nach oben dehnen, die Rumpfseite dehnen, den Kopf kreisen lassen oder in Richtung Schulter dehnen. Es ist erstaunlich, wie viel Bewegung beim Fernsehen möglich ist. Wer muss da noch ins Fitnesscenter? Das Gleiche funktioniert übrigens wunderbar auch am PC, wenn Sie da den Hang zum unbewussten Essen haben. Je mehr Sie sich – auch beim Arbeiten am PC – bewegen, umso besser. Eine andere Möglichkeit ist, zu trinken statt zu essen. Das hilft natürlich nur, wenn die Getränke ohne Kalorien und ohne Chemie sind. Das gilt für Wasser und für Kräutertees. Wenn Sie stricken, häkeln oder andere Handarbeiten mögen, ist das auch eine gute Möglichkeit, sich das Essen beim Fernsehen abzugewöhnen.

Essen Sie bewusst Nehmen Sie sich ausreichend Zeit für eine Mahlzeit und konzentrieren Sie sich ganz aufs Essen. Genießen Sie den Geschmack. Wussten Sie, dass unsere Verdauung am besten funktioniert, wenn wir beim Essen entspannt sind? Halten Sie deshalb kurz inne, bevor Sie anfangen zu essen. Sie können zum Beispiel eine Hand auf den Bauch legen und drei Atemzüge in den Bauch atmen. So können Sie Ihren Körper darauf einstimmen, dass jetzt eine Pause vom geschäftigen Tun kommt und dass es jetzt ums Verdauen geht. Wenn Sie den Hang zum Schnellessen haben, können Sie ausprobieren, das Besteck nach jedem Bissen abzulegen. Das macht es leichter, sich die Zeit zu nehmen, in Ruhe zu kauen.

Nehmen Sie weniger auf den Teller und lieber stattdessen noch einmal einen kleinen Nachschlag. Bis wir unser Sättigungsgefühl wahrnehmen, braucht es ca. zehn Minuten. Deshalb machen Sie eine Pause, bevor Sie sich Nachschlag nehmen. Dann stellen Sie vielleicht fest, dass Sie ihn gar nicht mehr brauchen. Während dieser Pause oder nach dem Essen tut ein kurzes Innehalten gut. Die Hände für drei Atemzüge auf den Bauch legen kostet so gut wie keine Zeit, ist aber laut dem Arzt Gunter Frank eines der wirkungsvollsten Mittel, Verdauungsprobleme zu beseitigen. Denn unsere Verdauung funktioniert am besten, wenn wir entspannt und in Ruhe essen und nach dem Essen nicht sofort gehetzt vom Tisch aufspringen. Außerdem können Sie dann gut nachspüren, ob das Essen Ihrem Körper gutgetan hat. Fühlt sich der Bauch zufrieden an oder vollgestopft?

Ehrenrunden als Fahrstunden nutzen Man kann es gar nicht oft genug sagen – Ehrenrunden ins alte Verhalten gehören dazu und sind erlaubt. Oft ist es so, dass die ersten ein oder zwei Wochen mit einem neuen Muster gut funktionieren. Deswegen werden wir ein wenig unaufmerksamer – und schon schaltet unser Hirn wieder auf das alte erprobte Programm um. Macht nichts, dann probieren Sie es am nächsten Tag wieder. Nutzen Sie es als »Fahrstunde«. Was hat Sie verführt? Woran lag's, dass der Autopilot sich eingeschaltet hat? Vor lauter Stress kein Mittagessen? Hungrig eingekauft? Und wie können Sie morgen Ihrem neuen Muster wieder Schützenhilfe geben?

Generell empfehlen wir Ihnen, Ihre Wahrnehmung zu schärfen und frühzeitig eine sich anbahnende Heißhungerattacke zu erkennen: Der Grund dafür ist: Je frühzeitiger Sie den nahenden Heißhunger erkennen, desto besser können Sie den Ausstieg finden. Je später Sie den Heißhunger wahrnehmen, umso größer wird die Anziehungskraft der Schokolade oder des Kuchens. Und manchmal eben so groß, dass es wirklich unmöglich erscheint, jetzt nichts Süßes zu essen.

Nehmen Sie wahr, was die ersten Signale des nahenden Heißhungers sind? Was geht dem Heißhunger voraus? Welche typische Situation? Welche Gedanken und Bewertungen haben Sie? Welche Gefühle? Welche Körperempfindungen? Je sensibler Sie wahrnehmen, wie das Muster bei Ihnen abläuft und welche ersten Signale es gibt, umso leichter wird es Ihnen fallen, Stopp zu sagen.

Shortcut: Wer hetzt, isst zu viel

Typische Fehler:

- Zu schnell essen
  - das Sättigungsgefühl nicht wahrnehmen
- Unbewusst essen
  - automatisierte Essgewohnheiten
  - beim Lesen, Fernsehen
- Essen aus emotionalem Hunger
  - Stress macht Essgelüste, Essen löst den Stress

So lösen Sie die Bremsen:

- Den Autopiloten erkennen und neue Muster entwickeln
  - Was tut wirklich gut?
  - »Ehrenrunden« ins alte Verhalten gehören dazu und sind erlaubt
- Verlangsamung und Stressreduktion statt Frustessen
  - Bewegungskick statt Essenflash: Minipausen und Kurzbewegung in den Alltag bringen
  - Sinnesrauschen statt Bildschirmflimmern: 15 Minuten Nichtstun täglich
- Bewusst essen ohne Multitasking
  - Essen genießen, natürlichen Geschmack wiederentdecken

Ute an Rainer: »Schatz, hast du heute schon genug Chips gegessen?« (1998)

So formulierte es letztens im Radio ein Kabarettist zum Thema: Was Männer gerne von ihren Frauen hören möchten, aber niemals zu hören bekommen. Oder: »Schatz, hast du heute schon genug Bier getrunken?« Ich bin da ganz im Trend – auch mir ist so etwas nie über die Lippen gekommen. Im Gegenteil. Bei mir ging es im Kopf so zu, zum Beispiel in der Stadt beim Dönerimbiss: »Puuuh, warum muss es jetzt bei ihm die doppelte Portion Pommes sein, warum reicht nicht eine Portion? Und warum nicht ein Salat? Und die Cola noch dazu muss doch auch nicht sein – wenn das so weitergeht, ist er bald bei 100 Kilo und dann ist ja noch lange nicht Schluss ...«

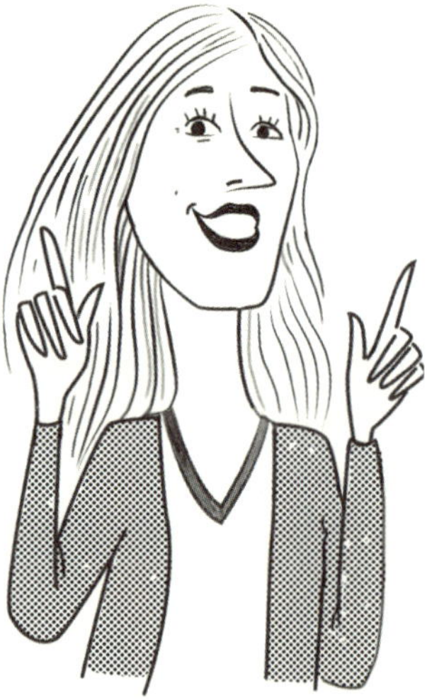

Es ist schwer zu ertragen, wenn der geliebte und einst attraktive Partner sich über die Jahre seinen Wohlfühlspeck anfrisst. Und wenn man noch dazu doch genau weiß, was er tun müsste und was er essen müsste, damit der Körper wieder in Balance und Wohlgefallen käme. Das wäre doch so einfach – einfach weniger Junk und ein bisschen Gemüse mehr, ist das zu viel verlangt?

Das Dumme ist nur, dass du sofort mitkriegst, wenn ich schlechte Laune kriege wegen Pommes und Co. Da brauche ich nur eine Augenbraue hochzuziehen oder meine Mimik etwas zu verspannen, da brauche ich noch nicht mal einen blöden Kommentar von mir zu geben und schon ist die Stimmung im Eimer. Als hättest du ein automatisches »Achtung-blöder-Essenkommentar-Genussverderberinnen-Warnsystem«. Wo die Kontrollleuchte aufleuchtet, sobald ich mich an den Tisch zu deinem Gyros-Pommes-Teller setze.

Das ist ja wirklich kaum auszuhalten – ich weiß genau, wie's geht, und ich kann nichts tun. Oder bin ich diejenige, die einen Knall hat? Brauche ich da mehr Gelassenheit statt Perfektionismus? Mehr Lässigkeit statt Kontrollbedürfnis? Finden sich in einer Beziehung immer zwei genau so zusammen? Einer lässt sich gerne genussvoll gehen und der andere hält die Disziplin hoch, hat dafür aber Stress?

Auf jeden Fall habe ich so keine Chance. Das Einzige, das mir wirklich hilft: mich entspannen, mich komplett rauszuhalten, dich essen lassen, wie du lustig bist, und noch nicht mal einen Gedanken daran zu verschwenden, dich zu gesundem Essen zu bringen. Mich um meine eigenen Baustellen kümmern und an deinen Vorzügen zu erfreuen. Das verliert man ja schnell aus den Augen, wenn man sich so verbissen am Gewicht festhakt. Das hilft – ich schwör's. Ich habe es jahrelang praktiziert, nachdem ich mir vorher jahrelang Stress damit machte.

Es gibt natürlich keine Garantie, dass du abnimmst, aber mir geht's schon mal besser, die Beziehung wird entspannter und macht wieder Spaß. Und die Chance steigt, dass du selber auf die Idee kommst, was zu verändern, weil du nämlich doch genervt bist von deinem Bauch. Das passiert aber garantiert nur, wenn ich mich nicht darum kümmere.

Es gibt sogar eine Theorie dazu, die Theorie der Kollusion. Sie besagt, dass es in einer Beziehung zu jedem Thema zwei Pole gibt, zum Beispiel zu dem Thema Nähe und Distanz. Wenn die Partnerin sich auf den einen Pol stellt, dann geht der Partner automatisch in Richtung des anderen Pols. Das ist fast wie ein physikalisches Gesetz. Je mehr Nähe sich zum Beispiel er wünscht, desto mehr geht sie auf Distanz. Wenn ich mich also auf die Position »Mein Mann muss unbedingt abnehmen, so geht's nicht mehr weiter« stelle, treibe ich dich geradezu auf die Position »Es ist alles in Ordnung. Ich darf so bleiben, wie ich bin«. Wenn ich aber auf deine Position gehe und dir zugestehe, dass du so bleiben darfst, wie du bist, bestehen Chancen, dass du in Richtung »Ich will abnehmen« gehst.

Deshalb hilft es uns beiden, wenn ich öfter mal denke: »Schatz, hast du heute schon genug Junkfood gegessen?«

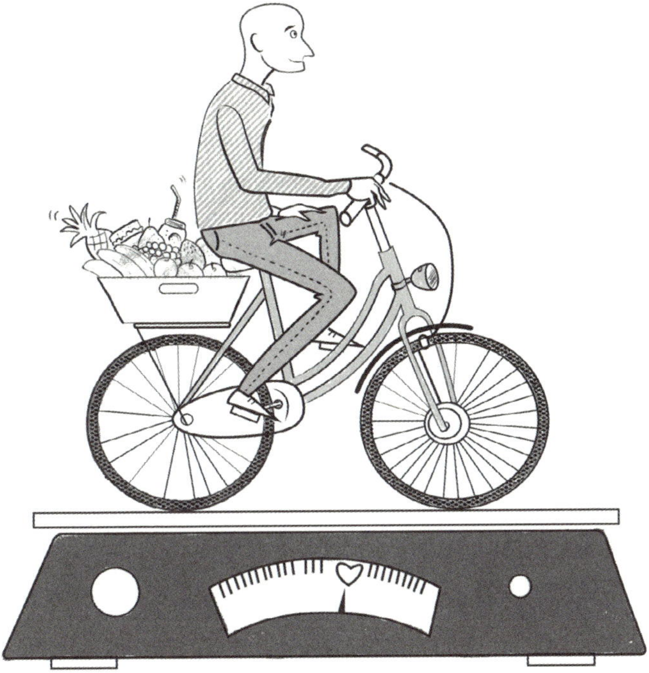

Schritt 2: Genussvoll zum Wohlfühlgewicht

Im Wesentlichen gehören zu einer gesunden und auf Dauer schlank haltenden Ernährung nur zwei Dinge: den Blutzucker nicht zu strapazieren, und keine chemisch behandelten Lebensmittel zu essen.

Blutzucker stabil halten

Es gibt eine leckere Ernährung, die Sie schlank und gesund uralt werden lässt. Diese Ernährung beschreiben wir in diesem Buch. Eine der wichtigsten Charakteristiken lautet: den Blutzucker stabil unten halten. Es ist wie beim Fußball. Dort heißt es »flach spielen und hoch gewinnen«. Damit meinen die Trainer, dass man den Ball besser kontrollieren kann, wenn er nicht so hoch fliegt, denn dann steigen die Chancen, gute Pässe zu spielen und Tore zu schießen. Bei der Ernährung gibt es ein Äquivalent. Dieses lautet: »Blutzucker unten halten und gesund bleiben«. Wenn Sie dieses Kapitel durchgelesen haben, dann werden Sie bemerken, dass die Grundfaktoren ganz simpel sind. Doch wenn Sie sich in diesem Thema (noch) nicht auskennen, dann sehen Sie den Wald vor lauter Bäumen nicht. Wir möchten Sie deshalb zunächst mit zwei ganz grundlegenden Fakten aus der menschlichen Biochemie vertraut machen:

1. Wir brauchen Zucker im Blut zum Überleben.
2. Wir müssen absolut niemals Haushaltszucker verzehren.

Das sind zwei eherne Tatsachen, die nur auf den ersten Blick widersprüchlich sind. Wenn Sie die folgenden biochemischen Zusammenhänge einmal verstanden haben, ist es nur noch eine Frage der Zeit, bis Sie Gewicht verlieren und so schlank werden, wie Sie es sich erträumt haben.

Alle unsere Körperzellen brauchen Energie, um zu überleben und den täglichen Aufgaben nachzukommen. Auf zellulärer Ebene heißt der Brennstoff für jede Zelle Adenosintriphosphat (ATP). Ihr Herz braucht ATP zum Schlagen, Ihre Leber braucht ATP zum Synthetisieren, Ihr Gehirn braucht ATP zum Denken usw. Nahezu alle Zellen des menschlichen Körpers können auf verschiedene Art und Weise an das lebenswichtige ATP kommen. Das Ganze ist ein sehr kompliziertes biochemisches Fachgebiet, das wir in diesem Buch nicht weiter vertiefen möchten.

Die einzigen Körperzellen, die nur auf eine Weise an ihr lebenswichtiges ATP kommen können, sind die roten Blutkörperchen, die Erythrozyten. Sie verlieren bei der Zellreifung im Knochenmark ein ganz wichtiges zelluläres Organell, das alle anderen Körperzellen haben: das Mitochondrium. Mitochondrien sind die Kraftwerke der Zellen, in ihnen wird das ATP als Energielieferant synthetisiert. Unsere Mitochondrien sind in der Lage, auf verschiedene Art und Weise gefüttert zu werden, sodass am Ende ATP entsteht. Die roten Blutkörperchen aber haben keine Mitochondrien mehr. Deswegen müssen sie direkt mit Blutzucker gefüttert werden; aus diesem Grund kreist Blutzucker in unserem Blut. Gesunde Menschen laufen deshalb mindestens mit einem Blutzuckerwert von 60 mg/dl durch die Gegend. Meistens liegt der Wert aber um 100 mg/dl.

Weil ein Blutzuckerwert von null somit eine lebensbedrohliche Gefahr für den menschlichen Körper darstellt, kann unser Körper auch selbst Blutzucker herstellen. Selbst wenn Sie sich wie die Eskimos ein halbes Jahr lang nur von Schmelzwasser und gebratenem Fisch ernährten (in beiden Lebensmitteln steckt null Zucker), würde Ihr Körper Ihren Blutzuckerwert bei 60 mg/dl halten. Er macht das mittels Glukoneogenese (Zuckerneuherstellung) in der Leber.

Diabetiker und der Blutzucker

Wenn Menschen an Diabetes leiden und Medikamente gegen zu hohen Blutzucker einnehmen, bekommt die Geschichte einen ganz anderen Stellenwert. Ihr Blutzucker kann bei falscher Dosierung durchaus weit unter Werte von 60 mg/dl abrutschen, denn die Medikamente wirken stärker als die Glukoneogenese in der Leber. In diesem Fall kann eine Unterzuckerung tatsächlich lebensbedrohlich werden. Doch Diabetiker sterben an einer Unterzuckerung fast nur in suizidaler Absicht (wenn sie sich mit Insulin totgespritzt haben) oder durch einen Unfall (wenn die Unterzuckerung zu Schwindel führte, als sie gerade auf einer Leiter standen). Wenn Sie keine Diabetesmedikamente einnehmen, dann können Sie niemals lebensgefährlich unterzuckern.

So manche Großtante, die ihren Großneffen mit Zucker überfüttert, ignoriert diesen Sachverhalt und biegt sich die gerade geschilderten Tatsachen so hin, wie sie das gerne hätte. Der Knabe wird tonnenweise mit Schokolade unter der gut gemeinten Argumentation der Großtante »Zucker gehört zum Leben« überfüttert. Doch wie schon geschildert, gehört Blutzucker zum Leben, Haushaltszucker aber nicht. Der übermäßige Konsum von Haushaltszucker stellt aktuell die größte Bedrohung für die Gesundheit der Menschheit dar. Denn ganz eng mit einem übermäßigen Zuckerkonsum verknüpft ist die Entstehung der Zivilisationskrankheit Diabetes. Die WHO hat Diabetes als Bedrohung für die Menschheit eingestuft. Diese Bewertung vergibt die Weltgesundheitsorganisation normalerweise nur bei schlimmen Infektionskrankheiten.

Noch vor einigen Jahrzehnten stand Zucker sehr positiv da. Er galt als eine natürliche Süße und als Energiespender. Letzteres hat sich bis heute im Gedächtnis der Verbraucher gehalten. Prüflinge in unseren Schulen und Universitäten erscheinen mit reichlich Traubenzucker. Aber Traubenzucker macht nicht schlauer. Heute wissen wir, dass Zucker eher Diabetes auslöst, als dass man durch ihn seine Prüfung besteht. Seit mindestens 50 Jahren beweisen Studien, dass reiner Zucker eine sehr negative Substanz ist. Zucker macht dick, süchtig, krank, Diabetes und Krebs. Da Zucker von sehr viel mehr Menschen (und über viel längere Zeit) konsumiert wird als Alkohol und Nikotin, stellt Zucker aktuell die größte Bedrohung für die Volksgesundheit dar.

Haushaltszucker schädigt vierfach

Erstens stecken unglaublich viele Kalorien in Zucker. Ein Liter Limonade entspricht in dieser Hinsicht einem vegetarischen Menü beim Inder.

Zweitens hebt Haushaltszucker Ihren Blutzucker, das Insulinsystem reagiert. Dummerweise wirkt Insulin auch anabol (aufbauend). Sie werden massiger. Fette wie zum Beispiel Olivenöl verbrauchen kein

Insulin. Die Kalorien in Limonade machen Sie wegen der Wirkung von Insulin dick, doch gleich viele Kalorien aus Olivenöl tun nichts dergleichen.

Drittens ist der obere Dünndarm für die Verarbeitung von Haushaltszucker zuständig. Er bildet dann ein Hormon namens GIP (glukoseabhängiges insulinotropes Peptid). Dieses GIP fördert sowohl eine Fettleber als auch Insulinresistenz. Beides lässt Sie zunehmen und führt zu Diabetes.

Viertens besteht Haushaltszucker aus einem Gemisch der beiden Zuckerarten Glukose und Fruktose. Fruktose ruft ebenfalls eine Fettleber hervor.

Deswegen ist es ein immens wichtiger Schritt, dass Sie Ihren Haushaltszuckerkonsum drastisch herunterfahren. Das hört sich für Sie jetzt sicherlich wie die Höchststrafe an. Zuckerverzichtsfolter! Wir wissen genau, wie Sie sich fühlen, denn wir haben beide früher sehr gerne Haushaltszucker gegessen.

Ute: »Zuckerverzicht hat mich geheilt.«

Ich habe im Jahr 1991 aufgehört, Haushaltszucker zu essen; damals hatte ich sehr große Probleme mit dauerhaft entzündeten Nasennebenhöhlen. Die Schulmedizin hat Unmengen von Antibiotika verordnet, doch letzten Endes hat nichts geholfen. Zum Schluss habe ich mich sogar einer Operation zur Fensterung der Nasennebenhöhlen unterzogen, doch auch das hat nichts gebracht.

So habe ich mich in meiner Verzweiflung an den letzten Strohhalm geklammert und auf den Rat eines kettenrauchenden französischen Heilpraktikers gehört: Ich habe für sechs Wochen komplett auf Haushaltszucker und alle andere künstliche Süße verzichtet. Und siehe da – schon nach zwei Wochen war ich meine Beschwerden los. Der Verzehr von Haushaltszucker hat einen negativen Einfluss auf die Arbeitsleistung Ihres Immunsystems. Das Immunsystem ist für jede Entzündung zuständig, so auch für Nasennebenhöhlenentzündungen.

Rainer: »Der Diabetes verschwand.«

Für mich endete der Verzehr von Haushaltszucker, als ich im Jahr 2008 beschloss, meinen Diabetes auf natürlichem Wege zu besiegen. Im Moment der Diagnose meines Diabetes im Jahr 2007 betrug der Langzeitwert für meinen Blutzucker 14,1 Prozent. Ohne Haushaltszucker (und mit einer Umstellung meiner Ernährung nach den in diesem Buch beschriebenen Prinzipien) liegt mein Blutzucker jetzt wieder bei gesunden 5,9 Prozent. Dabei nehme ich seit dem Sommer 2008 überhaupt gar keine Medikamente mehr ein. Amerikanische Internisten sprechen von einer Heilung, wenn eine Krankheit für zwölf Monate ohne Medikamente verschwunden ist. Deswegen spreche ich von einer Heilung meines Diabetes. Die deutsche Schulmedizin weigert sich, bei Diabetes von einer Heilung zu sprechen, und verklausuliert Lebensschicksale wie meines als »Remission« von Diabetes.

Zucker macht süchtig

Vor unserer Ernährungsumstellung haben wir beide gerne Haushaltszucker gegessen. Ute aß jeden Tag locker eine Tafel Schokolade und Rainer war eher ein Freund von Cola, Limonade und Kuchen. Wenn es bei unseren Eltern zur Kaffeetafel ging, haben wir beide jeder mindestens vier Stücke Kuchen gegessen. Wir wissen also wirklich, was es heißt, süchtig nach Haushaltszucker zu sein. Und wir wollen auch überhaupt nicht beschönigen, dass Sie drei bis sieben miese Tage zu verleben haben, wenn Sie wirklich komplett auf Haushaltszucker verzichten. Doch das liegt am Haushaltszucker und nicht an der gesunden neuen Ernährung. Unter dem Strich können Sie die Wirkung von Haushaltszucker am ehesten mit der Wirkung von Zigaretten vergleichen. Ein begeisterter Raucher sagt: »Rauchen macht Spaß.« Schafft dieser Mensch den Sprung weg vom Nikotin, dann erkennt er: Rauchen macht arm, krank und süchtig. Zucker und Zigaretten täuschen

Ihnen ein Glücksgefühl vor. Doch in Wirklichkeit machen beide Stoffe nicht glücklich, sondern sie beenden nur den Schmacht. Denn Nikotin und Zucker machen süchtig. Ohne die Suchtstoffe kommt elendes Unglück über den Süchtigen. Der Nichtraucher ist zeit seines Lebens so glücklich wie der Raucher direkt nach der Fluppe. Genauso ergeht es dem Zuckerabstinenzler.

Womit man in den ersten Tagen eines zuckerfreien Lebens aber klarkommen muss, ist das Gefühl einer gewissen Langeweile. Denn die ersehnten Momente der Belohnung fallen weg. Wenn Sie Haushaltszucker verzehren, springen im Gehirn dieselben Belohnungsareale an, wie wenn Sie Kokain schnupfen. Das weibliche Gehirn ist biochemisch viel anfälliger für Haushaltszucker. Deswegen sind Frauen generell eher zuckersüchtig als Männer. Früher waren es die roten Plüschsofas in Omacafés, heute sind es szenige Upcyclingmöbel aus Europaletten – was gleich geblieben ist, ist die Tatsache, dass damals wie heute größtenteils Frauen am Nachmittag in den Cafés auf diesen Möbelstücken sitzen und ihrer Zuckersucht frönen.

Natürlich möchten wir den Menschen (vor allem den Frauen) nicht ihre Freude am Leben nehmen. Wir möchten im Grunde, dass alle Menschen glücklich und zufrieden im Café sitzen und dort Haushaltszucker verzehren könnten (oder Cola trinken, Kuchen essen, Marmelade schlecken). Doch leider macht Zucker dick und krank. Wenn Sie abnehmen möchten oder wenn Sie Krankheiten vermeiden bzw. wieder gesund werden möchten, heißt die absolut wichtigste Maßnahme: »Ich brauche keinen Zucker.«

Zucker macht Heißhunger

Kennen Sie das unangenehme Gefühl, richtig Kohldampf zu haben? Der Ausdruck »Heißhunger« trifft hier den Nagel auf den Kopf. Zucker löst Heißhunger aus. Wenn Sie eine echte Heißhungerattacke erleiden, dann bräuchte es unmenschliche mentale Fähigkeiten, um den Heißhunger abzuwehren. Heißhunger lässt sich mit einem Vergleich aus dem Fußball beschreiben. Der Heißhunger ist wie Ronaldo, der millionenschwere Superstürmer. Wenn er mit dem Ball im Strafraum auftaucht, dann rappelt es im Karton. Ronaldo wird die Kiste machen, da kann auch der beste Torwart der Welt, unser Manuel, im Tor stehen. Deswegen gibt es nur eine Möglichkeit für die Mannschaft, die das Pech hat, gegen Ronaldo zu spielen: Er darf im Strafraum nicht an den Ball kommen. Genauso verhält es sich auch mit dem Heißhunger. Wenn er da ist, brechen alle Dämme. Heißhunger führt zu Fressattacken. Erst recht, wenn Sie bei so einer Attacke wieder Zucker verschlingen. Deswegen ist Heißhunger der wichtigste Auslöser eines klassischen Jo-Jo-Effekts. Die beste Methode, keinen Heißhunger aufkommen zu lassen, ist der Verzicht auf Haushaltszucker.

Der Grund für diese Attacken liegt darin, dass Zucker sehr schnell aus dem Magen verschwindet. Ein Glas Limonade ist zum Beispiel nach 30 Minuten komplett aus dem Dünndarm resorbiert. Mit anderen Worten: 30 Minuten nach dem Verzehr von Limonade bekommen Sie schon wieder Appetit. Und dies ist kein samtener Appetit, den Sie locker aushalten können. Sie leiden unter Heißhunger, der wie ein Tsunami über Sie hereinbricht.

Noch schlimmer schlägt Isoglukose zu. Das ist eine billige Zuckerart, die seit Kurzem auch bei uns zugelassen ist und vor allem aus den USA importiert wird. Isoglukose setzt jegliches Sättigungsgefühl schachmatt. Sie macht wirklich nimmersatt. Sie versteckt sich in der Zutatenliste hinter so harmlosen Namen wie Maissirup oder Fruktose-Laktose-Sirup. In den USA kennt man Isoglukose seit den 1970er-Jahren. Damals kam es zu einer massenhaften Umstellung der Nahrungsmittelindustrie von Haushaltszucker auf Isoglukose. Gleichzeitig beobachteten namhafte Forscher ein sprunghaftes Ansteigen der Fettleibigkeit in der Bevölkerung. Derselbe Effekt trat in Mexiko auf, als dort Isoglukose auf den Markt kam. Isoglukose steckt in Joghurt, Milchreis, Pudding, Eiscreme, Kuchen, Keksen, Säften, Fitnessgetränken, Fertigsaucen, Fertigsalaten, Brötchen, Brot, Ketchup, Rotkohlkonserven, Obstkonserven und fast allen Kinderprodukten.

Wir leben jetzt seit zehn bzw. 25 Jahren ohne Haushaltszucker. Mittlerweile mögen wir beide den Geschmack von Zucker nicht mehr.

Wenn wir in irgendeinem Produkt, das uns fälschlicherweise als ungesüßt angeboten wurde, doch Zucker durchschmecken, ekeln wir uns regelrecht. So wie wir denken übrigens alle ehemaligen Zuckersüchtigen über Zucker. Es ist genau wie bei Nichtrauchern. Wir kennen einige Nichtraucher, die vor nicht allzu langer Zeit schlimme Hardcoreraucher waren. Wenn diese Menschen heutzutage im Bus neben einem Raucher sitzen müssen, dann regen sie sich ganz fürchterlich darüber auf, wie widerlich der kalte Rauch aus dessen Klamotten stinkt. Wenn Sie dieses Stadium erreicht haben (egal ob bezüglich Zucker oder Rauchen), dann haben Sie es geschafft.

Die Macht der Zuckerindustrie

Die Geschichte des Haushaltszuckers ist nicht zu Ende erzählt, wenn wir nicht ganz kurz auf die Zuckerindustrie eingehen. Im Jahr 1967 hat die Zuckerindustrie drei renommierte Wissenschaftler der Harvard-Universität bezahlt, damit sie den Schwarzen Peter in Bezug auf Herzinfarkte und Arterienverkalkung fettem Essen und dem Cholesterinwert zuspielen. Unglücklicherweise ließ sich auch noch das renommierte New England Journal of Medicine vor den Karren spannen. Das, was damals als eine korrekte wissenschaftliche Studie rüberkam, war in Wirklichkeit eine bezahlte Werbekampagne der Zuckerindustrie.

Seit über 50 Jahren werden Verbraucher über die wahren Ursachen für Arterienverkalkung, Herzinfarkte und Krankheiten aller Art getäuscht. Die Gefahr durch fettiges Essen ist im Vergleich zur Gefahr durch Zucker im Essen absolut zu vernachlässigen. Cholesterin steckt in allen tierischen und menschlichen Zellen. Es ist ein fettartiger Naturstoff und ein ganz wichtiger Baustoff unserer Zellen, deswegen kann es unser Körper auch selbst herstellen. Je weniger Cholesterin wir essen, desto mehr stellt unser Körper her. Die Eigenproduktion kann bis zu 1,5 Gramm am Tag betragen. Das ist dreimal so viel, wie Sie mit konventioneller (cholesterinreicher) westlicher Kost verspeisen. Die Cholesteringefahr ist schon lange vom Tisch, sie war immer ein Irrtum.

Fette halten den Blutzucker unten

Fette in der Nahrung halten den Blutzucker in geordneten Bahnen, denn Kohlenhydrate aus der Nahrung gelangen bei Anwesenheit von Fetten langsamer ins Blut. Zudem machen Fette lange satt und schützen vor Heißhunger.

Kleine Fettkunde

Fette bestehen aus Fettsäuren, die an einem Grundgerüst, dem Glycerin, hängen. Die Fettsäuren sind ausschlaggebend für die Qualität und die Eigenschaften eines Fettes. Den Laien verwirrt der Begriff »Säure« vielleicht, denn Fett ist ja nicht sauer, sondern einfach nur fett. Fettsäuren heißen so wegen ihres chemischen Aufbaus: Eine lange Kette von Kohlenstoffatomen hängt an einem doppelten Sauerstoffatom, das als Säurerest bezeichnet wird.

Doch für Laien ist ohnehin nur die lange Kette aus Kohlenstoffatomen von Interesse. Kohlenstoff ist der Baustein des Lebens auf diesem Planeten. Alles, was hier kreucht und fleucht, basiert auf Kohlenstoff. Kohlenstoffatome haben die Eigenschaft, sich an vier andere Atome zu binden. Denn jedes Kohlenstoffatom hat vier Bindungsstellen und die müssen besetzt sein – koste es, was es wolle. Die eigentliche Kette aus Kohlenstoffatomen benötigt pro Kohlenstoffatom aber nur zwei Bindungen: einmal nach vorne, einmal nach hinten. Doch so fühlt sich Kohlenstoff unwohl, denn nach rechts und links wäre jeweils eine Bindungsstelle frei.

Gesättigte Fettsäuren Hier klebt rechts und links jeweils ein Wasserstoffatom. So ist jede Bindungsstelle in der Kohlenstoffkette besetzt. Der Chemiker nennt das eine (außen mit Wasserstoff) gesättigte Fettsäure. Gesättigte Fettsäuren bilden schnurgerade Stäbchen und stapeln sich immer ganz eng zusammen. Deswegen sind gesättigte Fettsäuren fest. Herausragende Vertreter der gesättigten Fettsäuren sind Talg, Entenfett, Butter und Schweineschmalz. Sie sind relativ hitzestabil. Früher galten sie als krank machend. Das ist Unsinn. Unser Körper kann gesättigte Fettsäuren selbst herstellen, deshalb gelten sie als nichtessenziell.

Einfach ungesättigte Fettsäuren In manchen Fettsäuren gibt es doppelte Bindungen zwischen den einzelnen Kohlenstoffatomen. Um die Doppelbindungen hinzubekommen, müssen außen zwei Wasserstoffatome verschwinden. So eine Fettsäure ist dann einfach ungesättigt. Die Fettsäure bekommt dadurch einen typischen Knick und ist nicht mehr gerade. Diese chemische Besonderheit wirkt sich auf die physikalische Erscheinung des Fettes aus: Es ist flüssig. Der Prototyp aller einfach ungesättigten Fettsäuren ist das Olivenöl. Olivenöl ist supergesund, aber es muss Bio, nativ und kalt gepresst sein.

Mehrfach ungesättigte Fettsäuren Gibt es pro Fettsäure mehrere Doppelbindungen, handelt es sich um mehrfach ungesättigte Fettsäuren. Mehrfach ungesättigte Fettsäuren kann unser Körper nicht selbst produzieren, sie sind deswegen genauso wichtig wie Vitamine. Unser Körper benötigt sie als Baustoff für Zellwände und für sein Immunsystem. Chemiker benennen den Ort, an dem sich die Doppelbindungen befinden. Dabei zählen sie von hinten nach vorne. Liegt die erste Doppelbrücke zwischen Kohlenstoffatom drei und vier, handelt es sich um eine Omega-3-Fettsäure. Findet sich die erste Doppelbrücke hinter dem Kohlenstoffatom Nummer sechs, dann liegt eine Omega-6-Fettsäure vor. Viele mehrfach ungesättigte Fettsäuren haben Makrele, Lachs, Sardinen, Thunfisch, Walnüsse und Leinöl.

Kurz-, mittel- und langkettige Fettsäuren Je nachdem, wie lang die Kohlenstoffketten im Fett sind, spricht der Lebensmittelchemiker von kurz-, mittel- oder langkettigen Fettsäuren. Alle Fettsäuren in der Nahrung sind langkettig. Eine entscheidende Ausnahme ist das Kokosfett, es besteht aus mittelkettigen Fettsäuren. Diese sind besonders gut verträglich. Menschen, die die klassischen Fette schlecht vertragen, können Kokosfett meist in rauen Mengen verzehren. Das stellt für diese Individuen ein unfassbares Geschmacks- und Lusterlebnis dar.

Transfettsäuren

Alle genannten Fette sind im Großen und Ganzen gesund (obwohl es bei Omega-6-Fettsäuren maximal kompliziert wird, aber das ersparen wie Ihnen und uns). Das gilt überhaupt nicht für Transfettsäuren. Sie entstehen, wenn mehrfach ungesättigte Fettsäuren (also Fettsäuren mit Doppelbindungen) in industriellen Herstellungsprozessen zu pseudogesättigten Fettsäuren umgestrickt werden. Dabei kommt jede Menge Chemie zum Einsatz und das Ergebnis ist ungesund. Klassisches Beispiel ist die Margarine. Sie tut so, als sei sie Butter, entsteht aber aus billigen flüssigen Pflanzenölen.

Welches Fett denn nun?

Das Thema Lebensmittelfette ist schrecklich kompliziert und heutzutage geradezu religiös aufgeladen. Merken Sie sich einfach folgendes:

- Olivenöl zu allem Kalten – und zwar reichlich
- Kokosfett zu allem Warmen – und zwar reichlich
- Butter aufs Roggenvollkornbrot – und zwar reichlich
- Einmal die Woche fetten Seefisch essen
- Margarine weglassen
- Sonnenblumenöl weglassen

Versteckter Zucker

In sehr viel industrieller Nahrung versteckt sich Zucker. Bei einigen Produkten (Limonade, Kuchen, Marmelade) sollte jeder Verbraucher, der bis drei zählen kann, dies ahnen. Allerdings verschätzen sich viele dabei, welche Zuckermengen in solchen Produkten schlummern. Da hilft nur ein Blick auf die Zutatenliste: Über den Daumen gepeilt sind es bis zu 35 Stück Würfelzucker in einem Liter Limonade und über 60 Prozent Zucker in Marmelade.

Besonders hinterhältig sind die Produkte, die dem Verbraucher suggerieren, er erwerbe ein gesundes Lebensmittel. Doch tatsächlich konterkariert die Anwesenheit von 60 Prozent Zucker diesen holden Gedanken. Ein herausragendes Beispiel in der Kategorie der pseudogesunden Lebensmittel ist das Frühstücksmüsli. Natürlich ist ein Frühstücksmüsli eines der gesündesten Lebensmittel, wenn Sie es mit frischem Naturjoghurt mit natürlichem Fettgehalt, Haferflocken, einem Teelöffel Leinöl, einer Handvoll Obst und ein paar Nüssen frisch herstellen. So ein Frühstücksmüsli stellt den perfekten Einstieg in Ihre neue Ernährung dar. Wir kennen viele Menschen, die etliche Kilo abgenommen haben, weil sie als einzige Änderung in ihrem Lebensverhalten solch ein Müsli statt dreier weißer Brötchen mit Nuss-Nugat-Creme und Marmelade frühstücken.

Doch wenn Sie industriell hergestelltes Müsli kaufen, dann tappen Sie oft in die Zuckerfalle. Die Hersteller unterscheiden in der Zutatenliste gerne mehrere verschiedene Zucker, sodass die Zucker in der Liste weiter nach unten rutschen. Wenn dann noch anderslautende Zutaten mit einer extrem süßenden Wirkung verwendet werden, sieht die Zutatenliste ganz harmlos aus, doch in Wirklichkeit tickt im Müsli eine Zuckerbombe. Glukosesirup, Fruktose-Glukose-Sirup, Dextrose, Maltodextrin, Invertzuckersirup, Laktose und Maltosesirup – das sind alles verschiedene Begriffe für das eine: Zucker. Trockenfrüchte heben ebenfalls Ihren Blutzucker. Ganz normale Fertigmüslis aus dem Supermarkt enthalten pro normaler Portion sieben bis acht Stück Würfelzucker. Diese Portion ist aber eher unrealistisch klein berechnet – wir kennen nur Müsliesser, die locker das Doppelte verzehren. Mixen Sie Ihr Müsli unbedingt selbst. Haferflocken sind Gold wert.

Zucker durchgewunken

Sie wissen jetzt, dass Haushaltszucker nicht gut für Ihre Gesundheit ist. Haushaltszucker ist der König der schlechten Kohlenhydrate.

Daran hat unser Verdauungssystem leider auch einen Anteil: Zunächst gelangt alles, was wir essen oder trinken, in den Darm und wird von dort in den Körper resorbiert. Allerdings schwimmen diese Stoffe nicht sofort im ganzen Körper umher, sondern kommen über die Pfortader zunächst in die Leber. Sie ist die chemische Fabrik in unserem Körper und entscheidet, ob ein Stoff nützlich oder schädlich für uns ist. Ist er schädlich, wird er abgebaut (zum Beispiel Alkohol), ist er nützlich (wie zum Beispiel Kohlenhydrate), wird er in den Körper durchgewinkt. Leider weiß unsere Leber nicht, dass zu viel Zucker für uns nicht gut ist.

Insofern spielt es streng genommen keine Rolle, was wir essen. Wichtig ist, was die Leber daraus synthetisiert. Daraus resultiert Dramatisches, denn es ist Ihrem Blutzuckerspiegel egal, ob Sie einen Teller Haushaltszucker, ein Glas Cola, ein Bier, ein Stück Kuchen, eine Ananas, einen Teller Spaghetti oder ein Brötchen aus Weißmehl essen. Die Leber, die chemische Fabrik in unserem Körper, gibt nach dem Verzehr all dieser Dinge immer eine adäquate Menge an Blutzucker in das Blut ab.

Reines Eiweiß (zum Beispiel eine gegrillte Hähnchenbrust) verbleibt hingegen vier Stunden im Magen. In diesen vier Stunden erleiden Sie keine neuen Hungerattacken. Doch nichts schlägt bezüglich der Verweildauer im Magen die fettigen Speisen. Ölsardinen passieren erst nach neun Stunden den Magen. Deswegen macht Sie fettes Essen lange satt. In dieser Zeit essen Sie nichts, das hält und macht schlank.

Süße Rezepte

Wenn Sie die Lust auf Süßes packt, dann müssen Sie nicht verzichten, denn es geht auch natürlich und auf gesunde Weise. Wir empfehlen Ihnen hier ein paar leckere Rezepte, die wir selbst auch mögen.

Kokos-Energieriegel

Für 1 Blech

60 g Kokosöl plus etwas für das Blech • 250 ml Kokosmilch • 3 Eier • ein paar Tropfen flüssiger Honig • 1 EL gemahlene Vanille • 60 g gemahlene Mandeln • 2 EL Kokosmehl • 180 Kokosraspel • Salz

- Das Kokosöl schmelzen und wieder abkühlen lassen. Den Backofen auf 160 °C vorheizen. Kokosöl mit allen anderen Zutaten mischen.
- Ein Backblech mit Backpapier auslegen und das Papier mit Kokosöl einstreichen. Den Teig daraufgeben und zu einer 2 cm dicken Schicht ausstreichen. Wichtig ist die Höhe und nicht, ob das ganze Blech bedeckt ist.
- 30 Minuten im vorgeheizten Backofen backen, weitere 30 Minuten abkühlen lassen, dann die Masse in Riegel schneiden.
- Die Riegel halten sich im Kühlschrank etwa 1 Woche frisch.

Apfelsnack für unterwegs

Für 2 Personen

1 Apfel • 3 Eier • ein paar Tropfen flüssiger Honig • 2 TL Zimt • 4 EL Leinmehl • ½ TL Weinstein-Backpulver • 1 TL Kokosöl

- Den Apfel in kleine Stücke schneiden, die Hälfte der Apfelstücke mit Eiern, Honig und Zimt in der Küchenmaschine vermengen.
- Restliche Apfelstücke mit Leinöl und Backpulver unterheben.
- Das Kokosöl in einer Pfanne erhitzen und den Teig in kleinen Portionen auf jeder Seite etwa 5 Minuten wie Kartoffelpuffer backen.

Kakaoplätzchen mit Mandeln

Für ca. 20 Plätzchen

3 EL Kokosöl • 7 EL Honig • 4 EL Mandelmus • 50 g Zartbitterschokolade • 50 g Walnüsse • ½ TL gemahlene Vanille • 200 g Kokosflocken • 50 g gemahlene Mandeln • 50 g gehackte Mandeln • 4 EL ungesüßtes Kakaopulver

- Kokosöl, Honig und Mandelmus in einem Topf bei schwacher Hitze schmelzen, dabei gut umrühren. Schokolade und Walnüsse hacken und zusammen mit Vanille, Kokosflocken, gemahlenen Mandeln, gehackten Mandeln und Kakaopulver zugeben und zu einem homogenen Teig rühren.
- Mit einem Löffel oder mit den Händen aus dem Teig Kügelchen formen. Auf einem Backblech verteilen und für 20 Minuten in den Kühlschrank stellen.

Piña Colada

Für 2 Portionen

½ frische Ananas (wichtig: Ananas aus der Dose ist meist Zucker zugesetzt) • 1 Banane • 300 ml Kokosmilch • 2 EL Kokosraspel • 1 EL Zitronensaft nach Belieben (gibt eine leicht säuerliche Note)

- Ananas und Banane schälen, grob zerkleinern und mit den restlichen Zutaten in der Küchenmaschine zu einer homogenen Flüssigkeit ohne grobe Stückchen mixen.

Heidelbeerauflauf

Für 4 Portionen

125 ml Milchreis • 125 ml Kokosmilch • 1 Prise Salz • 2 Eier •
1 TL Honig • 200 g Heidelbeeren • etwas Zimt

- Kokosmilch und Reis mit 375 ml Wasser und dem Salz in einen Topf geben und kurz aufkochen lassen. Hitze stark reduzieren und unter gelegentlichem Rühren rund 30 Minuten ziehen lassen.
- Den Backofen auf 160 °C vorheizen. Die Eier trennen und die Eigelbe zusammen mit dem Honig in den Milchreis rühren. Die Eiweiße zu Eischnee schlagen und vorsichtig unterheben.
- Die Heidelbeeren auf 4 hitzefeste Gläser verteilen, den Reis daraufgeben und mit etwas Zimt bestreuen. Etwa 18 Minuten im vorgeheizten Backofen backen.

Avocado-Schoko-Creme

Für mindestens 2 Portionen

2 TL ungesüßtes Kakaopulver • 1 Avocado • 1 EL Honig •
6 getrocknete Datteln ohne Stein

- Alles in der Küchenmaschine vermischen. Fertig.

Erdbeer-Kakao-Waffeln

Für 6 Personen

2 Eier • 2 EL plus 2 TL Honig • 40 ml Kokosmilch • 1 Prise Salz • 1 TL Zimt • ½ TL gemahlene Vanille • 1 TL Weinstein-Backpulver • 2 EL ungesüßtes Kakaopulver • 170 g gemahlene Mandeln • Butter für das Waffeleisen • 2 TL frisch gepresster Zitronensaft • 30 g Kokosflocken • 200 g Erdbeeren

- Den Backofen auf 80 °C vorheizen. Die Eier verquirlen, dann 2 EL Honig und die Kokosmilch unterrühren. Anschließend auch Salz, Zimt, Vanille, Backpulver, Kakaopulver und Mandeln zu einem Teig vermischen.
- In einem heißen mit Butter gefetteten Waffeleisen Waffeln backen und im Ofen warm halten.
- Für die Erdbeer-Kakao-Creme die Erdbeeren waschen und putzen. Mit Zitronensaft, 2 TL Honig und Kokosflocken pürieren und auf die Waffeln geben.

Mangocreme

Für 8 Portionen

3 Mangos • 1 kg Naturjoghurt • 400 g Sahne • 6 EL Getreidekaffeepulver • etwas abgeriebene Schale von 1 Bio-Zitrone • gemahlene Vanille • geröstete Mandeln

- Mangos schälen, vom Stein schneiden und pürieren.
- Joghurt, Sahne, Getreidekaffee, abgeriebene Zitronenschale und Vanille vermischen und auf Schälchen verteilen. Die Mangocreme daraufstreichen und mit gerösteten Mandeln bestreuen.

Pflaumencreme

Für 6 Portionen

300 g Trockenpflaumen • 750 g Naturjoghurt • 300 g Sahne • Zimt

- Die Pflaumen 4 Stunden in 150 ml Wasser einweichen. Dann in dem Einweichwasser kurz aufkochen, anschließend pürieren und abkühlen lassen.
- Die Pflaumenmasse mit dem Joghurt vermischen. Die Sahne steif schlagen und unterheben. Die Creme mit Zimt bestreuen.

Erdbeertorte

Für 1 Torte

Für den Mürbeteigboden:
250 g Vollkorn-Weizenmehl • 2 TL Backpulver • 100 g Butter • 1 Ei • ¼ Banane • etwas abgeriebene Schale von 1 Bio-Zitrone

Für die Füllung:
500 g stichfester Sahnequark oder Schichtkäse • 1 Banane • Saft von ½ Zitrone • gemahlene Vanille • etwas abgeriebene Schale von 1 Orange

Für den Belag:
40 g gehackte Mandeln • 500 g Erdbeeren

- Die Mandeln für den Belag in einer Pfanne ohne Fett bei schwacher Hitze rösten.
- Für den Boden Mehl und Backpulver in einer Schüssel vermischen und zu einer Art Vulkanberg mit einem Krater formen. Die Butter in Flöckchen rund um den Mehlvulkan verteilen.

- Banane schälen, mit einer Gabel zerdrücken und mit dem Ei, der Zitronenschale und 1½ EL Wasser in den Krater geben. Alles rasch zu einem Mürbeteig kneten und für 20 Minuten in den Kühlschrank stellen.
- Dann den Ofen auf 180 °C vorheizen, den Teig in eine gefettete Tortenbodenform drücken und 18 Minuten backen.
- Währenddessen die Banane für die Füllung schälen, mit einer Gabel zerdrücken und mit allen anderen Zutaten für die Füllung verrühren.
- Die Füllung auf dem abgekühlten Boden verteilen. Die Erdbeeren waschen, putzen, vierteln und darauf verteilen. Mit den Mandeln bestreuen.

Shortcut: Blutzucker stabil halten

Typische Fehler:

- schnelle Kohlenhydrate (Zucker, Weißmehl, Honig) verzehren
- versteckten Zucker in industrieller Nahrung übersehen
- Süßstoffe verwenden, denn sie erhalten die Sucht auf Süßes und hindern am Abnehmen
- nicht zwischen guten und schlechten Fetten unterscheiden
- zu wenig Fett und Eiweiß verzehren

So schaffen Sie es:

Essen Sie mehr

- langsame Kohlenhydrate (Roggenvollkornbrot) und Vollkornprodukte
- natürliche Lebensmittel
- Fett und Eiweiß

Chemie im Essen weglassen

Wenn Sie künstliche Zusatzstoffe im Essen als unwichtiges Detail abtun, liegen Sie komplett falsch. Diese Chemie im Essen entscheidet auf lange Sicht darüber, ob Sie schlank bleiben oder nicht.

Führen wir uns die Unterschiede zwischen »normalem« Essen und solchem mit Zusatzstoffen vor Augen: In Ihrer Küche zu Hause verwenden Sie eigentlich keine Chemie. Sie benutzen Salz, Pfeffer, Gewürze (meistens auch Zucker) und vielleicht noch ein Backtriebmittel. Doch in industrieller Nahrung finden sich in den meisten Fällen künstliche Zusatzstoffe. In früheren Jahren war die Nahrungsindustrie relativ entspannt und hat diese Stoffe in den Zutatenlisten ausgewiesen. Vielleicht hat in den 1970er- und 1980er-Jahren niemand die Zutatenliste gelesen oder es war einfach egal. Vielleicht tun wir den Erwachsenen der damaligen Zeit aber auch unrecht, denn es dauert immer etwa 30 Jahre, bis die Gesellschaft erkennt, dass sie in eine Sackgasse gelaufen ist. Beim Rauchen war es das Gleiche. Anfang des 20. Jahrhunderts galt Rauchen tatsächlich als gesund. Rauchen sollte unter anderem die Bronchien weiten. Deswegen war Rauchen während eines Radrennens in diesen Jahren eine sehr beliebte Dopingmethode unter professionellen Rennradfahrern. Aktuell erwacht so langsam das Wissen um die Gefahren von Chemie im Essen.

Studien zeigen ganz klar, dass der Verzehr von industriellem Essen mit der Entstehung von Krebskrankheiten verknüpft ist. Wenn Menschen zehn Prozent mehr industrielle Nahrung in ihren Speiseplan integrieren, dann kommt es in der Folge zu einer um zwölf Prozent erhöhten Krebsrate. Bitte bedenken Sie, dass diese Rechenexempel immer statistischer Natur sind. Sie können niemals im Einzelfall ein Schicksal vorhersehen. So wird ein Mensch, der sich zu 100 Prozent von industrieller Nahrung ernährt, nicht zu 120 Prozent Krebs bekommen.

Wenn Sie, wie wir, mindestens 36 Monate komplett alle chemischen Zusatzstoffe im Essen meiden und stattdessen selbst mit frischen

Zutaten kochen, dann interessiert Sie sowieso nur eine einzige Sache: Chemie im Essen schmeckt scheußlich (dem Lektorat ist zu verdanken, dass Sie an dieser Stelle nicht ein viel aussagekräftigeres Adjektiv steht, das auch mit sch... beginnt). Früher hätte Rainer für Curryketchup, Kartoffelchips und Jägersoße Menschen entführt. Heute möchten wir beide diese Chemieklassiker der Nahrungsmittelindustrie nicht mehr mit der Zange anfassen, geschweige denn essen.

Rainer: »Da bin ich ein typischer Mann.«

Im Grunde meines Herzens bin ich bis heute der Meinung, dass ich mich selbst von meinem Diabetes befreit habe. Einfach mal anders essen und zack – wieder gesund geworden. Dass in Wirklichkeit Ute mit etlichen psychologischen Tricks massiv geholfen hat, wird von meinem Unterbewusstsein gerne verdrängt.

Da bin ich ein typischer Mann. Viele Männer treffen nur bewusstlos auf einen Arzt. Aufgrund dieses grundsätzlichen Makels der männlichen Psyche wischen viele Männer die unübersehbaren Kritikpunkte an ihrem Lebensstil gerne vom Tisch. Ein Mann ohne Bauch ist ein Krüppel und damit basta. Und kein Mann schämt sich dafür, dass er viel Alkohol verträgt, weil er es gewohnt ist, viel Alkohol zu trinken bzw. schon an der Schwelle zum Alkoholiker steht.

In dieselbe Kerbe meiner »küchenpsychologischen« Betrachtungen schlägt auch die Sache mit der Chemie im Essen.

Konservierungsstoffe

Stellen wir uns vor, eine Großmutter kocht für ihre Enkel einen Eintopf. Sie verwendet das Rezept, das ihr schon ihre eigene Großmutter beigebracht hat. So ein Eintopf ist sehr gesund. Doch nach etwa vier Tagen fängt er an zu schimmeln.

Wenn die Industrie Ihnen einen Eintopf verkaufen möchte, muss sie dafür sorgen, dass er nicht nach vier Tagen zu schimmeln beginnt.

Also wird er ultrahocherhitzt und unter Schutzatmosphäre in Dosen verfüllt. Es gab sogar Versuche mit radioaktiver Bestrahlung, aber die haben es logischerweise nicht zur Marktreife gebracht. Durch das Erhitzen gehen schon einmal zahlreiche Vitamine und Vitalstoffe flöten. Doch die Schutzwirkung noch ist zu gering und deswegen gibt es Konservierungsstoffe. Konservierungsstoffe dienen niemals Ihrer Gesundheit. Dank ihnen lässt sich ein Produkt länger verkaufen und der Gewinn für den Hersteller ist größer. Im besten Falle werden Sie nicht krank von Konservierungsstoffen. Konservierungsstoffe wirken immer auf die Bakterien, die in ihrem Darm leben. Insgesamt hausen zwei Kilo Bakterien in Ihrem Darm, das ist ganz normal. Diese Bakterien sind an vorderster Front für Ihre Verdauung zuständig, denn sie kommen mit den Nahrungsmitteln in Ihrem Darm in Berührung. Es macht einen großen Unterschied, welche Stoffe die Bakterien aus den Nahrungsmitteln synthetisieren, und deswegen ist es von großer Bedeutung, welche Arten in Ihrem Darm leben. Im Darm von dicken Menschen leben andere Bakterien als im Darm von Dünnen.

Eigentlich müssen alle Konservierungsstoffe auf der Zutatenliste aufgeführt sein. Aber glauben Sie nicht, dass Sie hier Auskunft über sämtliche Tricks und Kniffe der Lebensmittelindustrie finden! In großen Nahrungsmittelkonzernen arbeiten Heerscharen von Chemikern daran, die Nahrung zu optimieren. Optimieren heißt in diesem Falle aber nicht, dass die Lebensmittel für Sie bekömmlicher werden, sondern dass der Nahrungsmittelmulti mehr Gewinn macht. Es gibt in Bezug auf Konservierungsstoffe ein riesengroßes gesetzliches Schlupfloch. Nehmen wir einmal an, im Produkt stecken Birnen. Dann können diese im Vorfeld der Produktion stark konserviert worden sein. Wenn sie dann in das Produkt gelangen, wirkt der Konservierungsstoff immer noch auf das Nahrungsmittel ein – der Hersteller ist in diesem Falle aber nicht verpflichtet, einen Hinweis auf das Konservierungsmittel in der Zutatenliste zu vermerken.

Geschmacksverstärker

Geschmacksverstärker sind das Gegenteil einer gesunden Ernährung. Sie müssen gar nicht so viel Geschmacksverstärker essen, dass es zur Ausbildung eines akuten China-Restaurant-Syndroms kommt. Dieser Begriff ist Medizinern seit dem Jahr 1968 bekannt. Damals litten in einem chinesischen Restaurant in den USA plötzlich mehrere Gäste an unklaren Beschwerden, unter anderem hatten sie stark gerötete Gesichter. Wie anschließende Untersuchungen zeigten, war das Essen mikrobiologisch in Ordnung. Es stellte sich heraus, dass der Koch Unmengen an Glutamat ins Essen gegeben hatte. Eine Unsitte, die bis heute in der chinesischen Küche sehr weit verbreitet ist. Das ist sehr schade, denn ohne das ist chinesisches Essen gesund.

Rainer hat in seiner Vergangenheit als übergewichtiger Mensch wirklich sehr gerne Geschmacksverstärker gegessen. Pro Woche dreimal Gyrosfleisch und zwei Tüten Kartoffelchips, Geschmacksnote ungarisch, waren völlig normal für ihn. Das Problem war, dass in diesen Kartoffelchips und auch im Gyrosfleisch Geschmacksverstärker stecken. Denn in Deutschland werden Gyros und Döner schon in der Großmetzgerei mit Geschmacksverstärker bestrichen. Die Dönerbude selbst kann gar nichts dafür. Wissenschaftler streiten sich noch, ob Geschmacksverstärker an sich dazu führen, dass man mehr isst. Für uns steht diese These außer Zweifel. Wir sind der Überzeugung, dass Geschmacksverstärker dick machen, denn Sie essen immer eine Winzigkeit über Ihren Appetit.

Das ist aber gar nicht das Hauptproblem, denn Geschmacksverstärker schmecken extrem würzig (erst wenn Sie von Geschmacksverstärkern entwöhnt sind, bemerken Sie die ekelhafte chemische Komponente des Mono-Natriumglutamats und seiner Verwandten aus den Laboren der Nahrungsmittelindustrie). Wenn uns heute auf einer Familienfeier eine Vorspeisensuppe (mit Glutamat) serviert wird, die wir beide essen, damit es kein familiäres Desaster gibt, haben wir beide vier Stunden lang ein unangenehmes Gefühl auf der Zunge. Es ist eine Mischung aus einer Schwellung und einer leichten Betäubung wie beim Zahnarzt. Umgekehrt schmeckt Ihnen normal gewürztes, also gesundes Essen nicht mehr, wenn Sie viel Geschmacksverstärker essen.

Rainer: »Ich war der König des Junkfoods.«

Unsere unterschiedlichen Vorstellungen von gesundem Essen haben in der Vergangenheit in unserer Beziehung zu absurden Szenen geführt, denn Ute verweigerte Glutamat in der Küche. Ich hingegen war der König des Junkfoods und massiv süchtig nach Geschmacksverstärkern. Also ist es nicht selten vorgekommen, dass ich heimlich zur Pommesbude geschlichen bin und mir dort schnell einen Döner auf die Hand geholt habe oder zum Chipstütenkauf zum Kiosk getigert bin. Jeder Döner macht mal eben 800 Kalorien und jede Tüte Chips 900 Kalorien extra. Kein Wunder, dass ich früher 30 Kilo Übergewicht mit mir herumschleppte.

Glauben Sie nicht, dass 30 Kilo Übergewicht nur daher rühren, dass Übergewichtige ständig Hyperfressattacken haben. Das mag bei einigen Menschen der Fall sein, aber viel häufiger ist, dass Adipöse bei jeder Mahlzeit ein kleines bisschen zu viel essen. Äßen Sie nur 30 Gramm weniger Nahrung pro Mahlzeit, würden sie auf lange Sicht wieder schlank werden. Einer der Schlüssel zu dieser gesunden Wendung in Ihrem Leben ist der Verzicht auf Geschmacksverstärker. Wir haben es am eigenen Leibe erfahren. Rainer mit seiner Sucht nach Chips und Gyros sowieso. Ute ist zeit ihres Lebens eine sehr schlanke Person gewesen. Sie hat während des Studiums einige Modeljobs bei Fotografen ergattert und hat bis heute Traummaße. Kurzum, die meisten Frauen sind neidisch darauf, wie schlank sie ist, dabei kann sie gar nichts dafür. Sie hat immer mit viel Appetit gegessen. Es liegt einfach an ihren Genen, dass sie so eine schlanke Figur hat.

Ute: »Ich dachte, ich ernähre mich sehr gesund.«

Als Rainer begonnen hat, komplett auf Geschmacksverstärker in seinem Essen zu verzichten, habe ich mich schon sehr gesund ernährt. Ich lebte das, was heute bei hippen urbanen Frauen als total gesunde und moderne Ernährung gilt. Nur mit dem Unterschied, dass ich schon vor 20 Jahren so lebte. Ich ernährte mich vegetarisch bis vegan, habe damals sehr viele Vollkornprodukte verzehrt, auf Zucker verzichtet und wenig Alkohol getrunken. Geraucht haben wir beide ja Gott sei Dank nicht in unserem Leben.

Wir stellten nach intensiver Recherche fest, dass es noch ein Lebensmittel gab, mit dem ich Geschmacksverstärker verzehrte: Es waren vegetarische Gewürzpasten als Brotaufstrich, die Leberwurst nachahmten. Wie soll etwas nach Leberwurst schmecken, wenn keine Leber und keine Wurst drin sind? Natürlich mithilfe von Chemie, genauer gesagt mit Aromen und Geschmacksverstärkern.

Also beschloss ich im Jahr 2008, Fake-Leberwurst komplett aus meinem Leben zu verbannen. Sonst habe sie absolut nichts in meinem Leben verändert. Im nächsten halben Jahr habe ich sechs Kilo verloren und hatte plötzlich das Gewicht wieder, das ich im Alter von 19 Jahren hatte. Ich fühlte mich dabei keineswegs unterversorgt, hatte keine Heißhungerattacken und erlitt keine Schwächegefühle. Der Gewichtsverlust geschah einfach so.

Utes Beispiel hat uns noch mal ganz klar vor Augen geführt, dass Chemie im Essen in jeglicher Form Mist ist. Chemie dopt Ihr Appetitzentrum, Sie werden verrückt gemacht. Gesunde Ernährung ist Ihr Freund und lässt Sie in Ruhe. Industrielle Ernährung mit Chemie sorgt dafür, dass Sie mehr von diesem Produkt essen. Das liegt in der Natur der Sache, denn die Industrie möchte nicht, dass Sie gesund leben. Die Industrie möchte Ihnen möglichst viel von ihren Produkten verkaufen.

Rainer: »Mein Abnehmversuch mit Heilfasten«

In meinen jungen Jahren spielte ich die Keyboards in einer Hobbykapelle. Im Jahr 1990 kam es dazu, dass sich der Sänger unserer Band mit einem aufstrebenden jungen Regisseur zusammentat. Sie schafften es tatsächlich, Filmförderung zu bekommen, und ein Jahr später konnten sie mit einer Horde versprengter Medienschaffender die Dreharbeiten starten. Der Plot des Filmes erinnert ganz entfernt an die Leningrad Cowboys, nur dass es hier um eine Countryband aus dem Sauerland ging. Der Regisseur hatte drei Wochen Dreharbeiten angesetzt. Für uns Schauspieler gab es ein lächerliches Taschengeld als Gage, aber die damals in Hagen ansässige Brauerei Andreas Pils sponserte den Film. Wir haben in diesen drei Wochen so unglaublich viel Andreas Pils getrunken, dass einige von uns mit Halluzinationen zu kämpfen hatten. Zum Glück sind bis zum heutigen Tage alle ehemaligen Mitglieder meiner damaligen Kapelle quicklebendig.

Doch zurück zu meiner Jugend und den Dreharbeiten. Mich störte damals mein üppig vorhandenes Schwabbelfett am Bauch. Damit wollte ich mich nicht auf einer Leinwand sehen. Außerdem wäre mein Hüftgold für alle Zeiten dokumentiert, denn es stand für mich außer Zweifel, dass dieser Film ein Blockbuster werden würde und ich für den Rest meines Lebens mit meiner Rolle als Countrykeyboarder identifiziert werden würde.

Deswegen beschloss ich, für die Dreharbeiten radikal abzuspecken, und kaufte mir ein Buch über Heilfasten. Ich las das Buch mit Interesse, beschloss aber, dass der Autor irgendwie keine Ahnung von Ernährung, dem Menschsein und der Lust am Leben hatte. Deshalb handelte ich nur so ungefähr wie im Buch empfohlen: wenig Kalorien, nicht kauen, kein Alkohol und alle 48 Stunden ein Einlauf zur Darmreinigung. Letzten Endes machte ich bei diesem Heilfasten alles falsch, was ich nur falsch machen konnte. Meine insuffiziente Darmreinigung war dabei mein kleinstes Problem. Schwerwiegender war, dass ich Tütensuppen vom Discounter als Fastenspeise gewählt hatte. So sparte ich mir das Schneiden und Auskochen von Wurzelgemüse. Dummerweise stecken in Tütensuppen – damals wie heute – keine gesunden Stoffe, stattdessen Geschmacksverstärker, auch wenn sie heute auf der Zutatenliste meistens besser versteckt werden.

Ich startete voller Elan mein Heilfasten, und da ich ein sehr sturköpfiger Mensch bin, habe ich dieses Tütensuppenheilfasten 14 Tage durchgezogen. Die Fastentage waren ein einziger Horror und eine einzige Qual. Ich litt den ganzen Tag an Essfantasien und ab Tag sechs meiner Heilfastenchallenge kaufe ich mir jeden Tag ein paar Gummibärchen, um diese ein bisschen zu lutschen und sie dann auszuspucken. Denn abspecken, das wollte ich auf jeden Fall, aber ich konnte auf keinen Fall länger als sechs Stunden ohne den Geschmack von Zucker, Aromen und Geschmacksverstärker auf meiner Zunge leben. Ich war damals schwer abhängig von Chemie im Essen.
So habe ich mit eisernem Willen und todschlechter Laune innerhalb von 14 Tagen acht Kilo Gewicht verloren, doch meine alten Süchte und Gewohnheiten dabei nicht abgelegt. Es kam, wie es kommen musste, und ein massiver Jo-Jo-Effekt stand mir ins Haus. Schon eine Woche nach Beendigung der Dreharbeiten hatte ich wieder zehn Kilo zugenommen, sicherlich auch durch das viele Bier beim Dreh.

Leider war die ganze Aktion war zudem purer Aktionismus, denn der Film war ein maximaler Flop. Und ich war wieder dick.

Die Rolle der Gene

Wir sind seit 30 Jahren ein Paar. Auf einigen ganz wichtigen Gebieten sind wir uns zu 100 Prozent einig. Wir haben auch denselben kulturellen Geschmack. In den 30 Jahren unserer Beziehung haben wir insgesamt fünf Mal wegen eines unerträglich schlechten Kinofilms das Kino verlassen. Das ist eigentlich keine Besonderheit, doch die Umstände unserer nonverbalen Kommunikation verdienen Beachtung. Wir haben uns jeweils um die Minute 37 des cineastischen Machwerks tief in die Augen geschaut, ohne eine Silbe zu sprechen, kurz genickt, sind beide aufgestanden und haben das Kino verlassen. Wenn Ihnen so etwas widerfährt, dann wissen Sie, dass Sie den richtigen Partner erwischt haben.

Doch es gibt einen Punkt, in dem wir uns extrem unterscheiden. Das ist die genetische Veranlagung dazu, wie wir Nahrung verwerten und Hunger bekommen. Rainer kann durch Essen sehr schnell zulegen und hat deswegen Diabetes bekommen. Ute hingegen ist ein echtes Kohlenhydratmonster. Sie hat frühmorgens einen Nüchternblutzucker von weniger als 60 mg/dl. Das hätte Rainer auch in seiner Jugend nur mit Tabletten geschafft. Ute kann dagegen so viele Kohlenhydrate essen, wie sie will, und wird einfach nicht dick. Im Gegenzug bezahlt sie dafür mit legendären Hungerattacken.

Ute: »Den Gyrosteller hatte ich vergessen.«

Geradezu epochal ist in diesem Zusammenhang eine Aktion aus dem Jahr 1991. Wir waren damals in unserem ersten gemeinsamen Radurlaub mit zwei Tourenrädern und komplettem Campinggepäck den Rhein entlang unterwegs. An einem schönen Tag standen wir auf und haben gefrühstückt. Rainer einen halben Teller Haferflocken mit Obst und Naturjoghurt, ich einen riesengroßen Teller von diesem Müsli, dazu noch vier Scheiben Roggenvollkornbrot mit Butter und Käse. Ich wollte für die kommenden Radkilometer gut gewappnet sein.

Ungefähr nach zweieinhalb Stunden Strampelei querten wir den Marktplatz einer niedlichen Kleinstadt, wo es eine Imbissbude gab. Ich fand, es sei Zeit zum Mittagessen, und bestellte mir einen großen Gyrosteller mit Pommes und Salat, Rainer dagegen hatte zweieinhalb Stunden nach seinem Frühstück überhaupt noch keinen Hunger, wartete derweil vor der Pommesbude und aß eine Banane. Kurze Zeit später konnten wir frisch gestärkt unsere Radtour fortsetzen.

Noch einmal zwei Stunden später überkam mich die Panik und ich schrie plötzlich hinter Rainer im Windschatten: »Verdammt, ich fahre in einen Hungerast rein, ich brauche jetzt sofort was zu essen, sonst falle ich tot vom Rad. Das ist ja auch kein Wunder, denn ich habe seit dem Frühstück nichts mehr zu beißen gehabt!«

Ich hatte den Gyrosteller, den ich zu Mittag verzehrt hatte, einfach vergessen.

Aromen

Aromen sind noch viel hinterlistiger als Geschmacksverstärker, denn sie wirken auf den ersten Blick harmlos. Doch winzige Mengen an Duftstoffen (nichts anderes sind Aromen) können beim Menschen massive Verhaltensänderungen hervorrufen. Denken Sie nur an manche ehrgeizigen jungen Frauen, denen der Zufall plötzlich zunächst einen Strich durch die Karriereplanung macht, weil sie unverhofft schwanger werden. Wenn diese Karrieremonster dann ihr kleines Babybündel in den Armen halten, sind sie plötzlich nur noch geduldig darauf fixiert, wann das Kind ein Häufchen macht, um ihm die Windeln wechseln zu dürfen, und sind damit zutiefst glücklich. Der Grund für ihren Wesenswandel ist eine Umstellung im Hormonsystem, der unter anderem dadurch ausgelöst wird, dass Babys einen besonderen Duftstoff aussenden.

Ähnliches gilt auch für glückliche Beziehungen. Pheromone, sozusagen die natürlichen Aromastoffe unseres Körpers, sind ein ganz wichtiger Faktor dafür, ob eine Beziehung wirklich in der Tiefe glücklich sein kann oder nicht. Menschen, die wir lieben, können wir gut riechen. Und jedem männlichen Kneipengänger ist bewusst, dass er instinktiv spüren kann, ob er eine Frau in der Nacht für ein amouröses Abenteuer gewinnen kann. Das merkt der Liebhaber in spe nicht daran, dass die Frau sich sexbombenartig aufgedonnert hat, sondern er erschnüffelt es an ihren Pheromonen, ohne es bewusst zu merken.

Die von der Nahrungsmittelindustrie benutzten Aromen sind nun nichts anderes als Pheromone für Mahlzeiten. Doch künstlich zugesetzte Aromen sind wider die Natur. Da können die Aromen auch »natürlich« sein, sie sind extra hinzugefügt und verändern das Produkt. Nur wenn Nahrung frisch hergestellt wird und die frischen Zutaten ihre Aromen entfalten, dann herrscht ein Gleichgewicht zwischen den Versprechungen des Nahrungsmittels und seinem echten Nährstoffgehalt. Bei künstlich zugesetzten Aromen entsteht immer ein Missverhältnis. Solche Nahrung lässt Sie immer ein bisschen mehr von dem vermeintlich gesund riechenden Nahrungsmittel essen. Schon werden Sie dick.

Menschen gewöhnen sich an künstlich zugesetzte Aromen. Unsere siebenjährige Nachbarstochter zum Beispiel liebt industriell hergestellten Erdbeerjoghurt. Dieser Joghurt steckt voll Zucker und Aromen. Erdbeeren schlummern dagegen kaum im Plastikbecher. Zum Beweis müssen Sie nur den Joghurt durch ein Sieb gießen und mit Wasser nachspülen. Sie finden dann ungefähr anderthalb nicht wirklich hübsch aussehende Erdbeerfrüchte, die optisch an die Hinterlassenschaften von Gänsen auf einem Fahrradweg erinnern.

Das große Problem ist nun, dass unsere kleine Nachbarin sich so an diesen künstlichen Chemiekram gewöhnt hat, dass sie keinen Joghurt mit frischen Früchten mehr mag. Sie isst puren Naturjoghurt mit frischen Erdbeeren nur dann, wenn wir sie babysitten und es bei uns nichts anderes zum Nachtisch gibt. Doch bei ihren Eltern verschlingt das Kind immer Chemiejoghurt. Unbemerkt bleibt diese Tatsache nicht, denn wenn die Eltern im Garten nebenan einen Joghurt öffnen, dann weht das chemische Erdbeeraroma bis in unseren Garten hinüber. Das ist keine gesunde Ernährung, auch wenn der Hersteller irgendwelche bunten Werbebotschaften speziell für Kinder herausposaunt.

Farbstoffe

Sie würden in Ihrer Küche niemals auf die Idee kommen, Farbstoffe zu benutzen. Wenn Sie selbst mit frischen Zutaten kochen, brauchen Sie auch keine Farbstoffe, denn Ihre Speisen sehen von allein frisch und appetitlich aus. Hier trifft der Spruch »das Auge isst mit« voll und ganz zu.

Wir bekommen Appetit, wenn ein Essen optisch ansprechend ist, und dabei machen Farben einen ganz wichtigen Aspekt aus. Doch bei der industriellen Produktion von Nahrungsmitteln gehen nicht nur viele Vitalstoffe flöten, sondern es leidet auch die Optik. Deswegen braucht und liebt die Industrie Farbstoffe. Minderwertiges Essen wird optisch aufgepeppt und das regt in uns psychologische Muster an, die uns das Essen attraktiv erscheinen lassen, das wir ohne Farbstoffe hätten links liegen lassen.

In unserer Jugend war das mit den Farbstoffen ganz einfach. Vieles, was aus der Lebensmittelfabrik kam, war gefärbt und den Menschen war völlig egal, dass dem so war. Einige Farbstoffe aus den 1970er-Jahren sind mittlerweile verboten. Das trifft zum Beispiel auf ein kräftiges Grün zu. Es gab beispielsweise ein dreifarbiges Eis, das ein bisschen wie eine Raketenspitze aussah und fast Kultstatus erlangt hatte. Gute 40 Jahre später kam eine große deutsche Boulevardzeitung auf die Idee, die Wiedereinführung dieser Eissorte anzustoßen. Im Rahmen des Retro-Hypes wurde es dann tatsächlich wieder produziert. Allerdings musste der Hersteller ein anderes Grün nehmen, weil das Gesundheitsministerium das alte Grün verbannt hatte.

Auch heutzutage essen Menschen Farbstoffe, die direkte Auswirkungen auf ihre Gesundheit haben. Dabei handelt es sich um Azofarbstoffe. Das sind künstliche Farbstoffe, die bei Kindern Hyperaktivität auslösen können. Zudem steckt in Azofarbstoffen gerne das krebserregende Anilin. Diese Farbstoffe können außerdem Allergien auslösen. Ganz besonders interessant ist die Geschichte des Azofarbstoffes Tartrazin (E102). Es färbt gelb bis orange und steckte früher in sehr vielen Lebensmitteln. Dann wurde es im Jahr 1991 in Deutschland verboten, weil man Angst vor gesundheitlichen Schäden hatte. Verrückterweise durfte es trotzdem weiter benutzt werden, nämlich in Likören und Branntwein, und sieben Jahre später hob man im Zuge der gesetzlichen EU-Angleichung das Verbot auf. Deswegen kann man Tartrazin heute wieder in allerlei Fertigprodukten finden, obwohl bekannt ist, dass der Farbstoff Allergien auslöst und bei Kindern zu Hyperaktivität führen kann. Seit Sommer 2010 müssen mit Tartrazin gefärbte Lebensmittel immerhin einen Warnhinweis tragen.

Wir müssen jetzt gar nicht weiter auf die direkte gesundheitliche Gefahr durch Farbstoffe eingehen. Es ist egal, ob heute noch Farbstoffe zum Einsatz kommen, die wirklich giftig sind. Es gibt mittlerweile sehr viele natürliche Farbstoffe und es kann gut sein, dass diese natürlichen Farbstoffe tatsächlich keine toxische Wirkung auf Ihren Körper haben. Aber das größte Problem bei Farbstoffen ist analog zu den Aromen zuerst ihre psychologische Wirkung. Wie mit Aromen werden minderwertige Lebensmittel auch mit Farbstoffen getunt und lassen uns von diesen Lebensmitteln ein kleines bisschen mehr verzehren. Das bedeutet auf lange Sicht, dass Sie von Farbstoffen dicker werden. Zudem stecken Farbstoffe (und auch Aromen) meist in hochkalorischen Lebensmitteln. Man kann davon ausgehen: Je absurder bunt ein Produkt dank der Farbstoffe ist, desto mehr Zucker steckt drin. Oft sind es aberwitzig bunte Lebensmittel, die sich explizit an Kinder richten. Kinder lieben Süßigkeiten, die ihre Zunge blau färben. Kindern ist auch egal, wenn man ihnen gesundheitliche Risiken aufführt.

Absurderweise dienen Farbstoffe heutzutage als Gesundheitsalibi. Zum Beispiel steht auf den Verpackungen eines großen deutschen Herstellers für Gummibärchen, dass seine Produkte frei von künstlichen Farbstoffen sind. Das hört sich ja zunächst sehr positiv und ökologisch-biologisch an. Natürlich stecken trotzdem Farbstoffe in den Bärchen, die aber auf natürlichen Zutaten basieren. Deswegen leuchten die Gummibärchen nicht mehr so, wie sie das in unserer Jugend getan haben. Doch das Hauptproblem waren und sind auch heute noch die Aromen und der ganze Zucker. Gummibärchen sind nichts weiter als Zucker, der gefärbt und mit Aroma versehen ist, damit er nach irgendetwas schmeckt. Sie sind dank der natürlichen

Farbstoffe nicht mehr zu 100 Prozent ungesund wie 1973, sondern nur noch zu 99 Prozent. Das gilt übrigens für alle Gummibärchen und mögen sie noch so nachhaltig gehandelt und Bio sein. Das Wesen des Gummibären ist, dass er aus Zucker besteht. Wir hätten große Lust, den berühmtesten Hersteller von Gummibärchen wegen Schädigung der deutschen Volksgesundheit zu verklagen.

Kalorienreduziertes Essen aus der Fabrik

Seit Jahrzehnten beschäftigen sich Studien mit industriell hergestelltem kalorienreduziertem Essen. Dazu gehören vor allem Süßstoffe, Lightprodukte und fettreduzierte Lebensmittel. In die Grauzone zwischen Lebensmittel, Nahrungsergänzungsmittel und Medikament gehören obskure Diättabletten und hier siedeln wir auch künstliche Vitaminpräparate an. Das Ergebnis aller (nicht vom Hersteller selbst bezahlten) wissenschaftlichen Untersuchungen ist ganz eindeutig: Alle diese Produkte wirken nicht bzw. rufen den gegenteiligen Effekt hervor.

Jetzt sagen Sie bestimmt: »Aber mein Nachbar hat durch fettarmen Käse vier Kilo abgenommen!« Doch es macht einen großen Unterschied, ob Sie die Wirkung der oben genannten Produkte nach vier Wochen oder nach fünf Jahren begutachten. Denn interessanterweise wirken alle diese Produkte in den ersten Wochen tatsächlich. Das liegt aber im Grunde nie an den Produkten selbst, sondern an bewussten oder unbewussten Veränderungen im Essverhalten. Schon wenn Sie ein Glas Wasser vor jedem Essen trinken, nehmen Sie zwei Kilo ab. Wenn Sie nur aufschreiben, was Sie alles essen (ohne jegliche bewusste Änderung an Ihrem Essverhalten), specken Sie 0,8 Kilo ab.

Menschen, die fettarmen Käse essen, möchten abnehmen. Wetten, dass der Nachbar in Wirklichkeit vier Kilo abgespeckt hat, weil er am Nachmittag keine zwei Stückchen Kuchen mehr verspeist? Doch irgendwann kommt es zum berühmten Jo-Jo-Effekt. Nach fünf Jahren stehen alle Abspeckversuche ganz traurig da, das gilt sogar für operative Magenverkleinerungen. Nur die echte Ernährungsumstellung (wie in diesem Buch beschrieben) hält Sie dauerhaft schlank. Der fettarme Käse jedoch ist eine Mogelpackung.

Fettreduzierte Lebensmittel sind eine Milchmädchenrechnung. Erstens wird Ihr Körper mit weniger Vitaminen versorgt, denn viele Vitamine sind fettlöslich. Die Vorstufe des Vitamin A aus Möhren zum Beispiel gelangt optimal in Ihren Körper, wenn Sie sie mit ein paar Tropfen Olivenöl verzehren. Zweitens schmeckt Ihnen fettfreies Essen nicht so gut. Sie werden dann bei anderen Lebensmitteln mehr zulangen. In diese Falle tappen seit einigen Jahrzehnten viele US-Amerikaner, die viel fettreduzierte Ware essen. Den Mangel an Geschmack und Kalorien kompensieren sie unbewusst durch mehr Kohlenhydrate, vor allem Zucker. Auch deswegen schwappt in den letzten Jahren eine Adipositaswelle durch die USA. Drittens machen fettreduzierte Lebensmittel nicht satt, denn es fehlen die Leptine (das sind Hormone, die Ihrem Appetitzentrum sagen: »Ich bin satt, hör auf mit Essen«). Sie essen mehr, als Sie eigentlich essen wollen (und müssten). Viertens verbleibt Fett lange im Verdauungstrakt und hält sie satt. Fünftens tappen Sie in die psychologische Falle: »Der Käse ist fettreduziert, also kann ich ihn üppiger auf mein Brot schmieren.« Unterm Strich machen fettreduzierte Lebensmittel Sie dicker.

Süßstoffe kommen in der Natur nicht vor, das macht sie uns schon mal unsympathisch. Es existieren in der Natur zwar süßende Dinge, die keine Kohlenhydrate sind, wie etwa die Steviablätter. Diese haben allerdings einen bitteren Nachgeschmack. Erst durch unfassbar viele Synthetisierungsschritte schafft es die Nahrungsmittelindustrie, daraus ein Süßungsmittel zu machen, und setzt noch andere Süßstoffe bzw. Zucker zu, damit es das Steviapulver in die Verkaufsregale schafft.

Manche Süßstoffe können Krankheiten bis hin zu Krebs auslösen. Süßstoffe verstellen immer Ihr Geschmackserlebnis. Einige Süßstoffe sind 10 000-fach süßer als Haushaltszucker und schon dieser kommt in seiner isolierten Form nicht in der Natur vor.

Im Jahr 2013 konnten israelische Forscher beweisen, dass Süßstoffe direkt Diabetes auslösen können, denn sie irritieren die wichtigen

Verdauungsbakterien im Darm. Deswegen war es ein riesiger Fehler, dass Diabetikerlebensmittel früher mit Süßstoffen gesüßt wurden. Ernährungswissenschaftler sind jahrelang dagegen Sturm gelaufen und letztlich wurden spezielle Diabetikerlebensmittel vom Gesetzgeber verboten. Was für Diabetiker gilt, trifft auch auf normale Konsumenten zu: Süßstoffe machen Sie nicht schlank und sind ungesund. Schon im Jahr 1986 zeigte eine Studie an über 100 000 Probanden, dass Menschen an Gewicht zunehmen, wenn sie Süßstoffe verzehren. Einige Schweinezüchter setzen Süßstoffe in der Mast der Tiere ein. Das machen sie bestimmt nicht, damit die Schweine abspecken.

Lightprodukte

Lightprodukte sind eine vom Gesetzgeber genehmigte Mogelpackung. Denn der Begriff ist nicht wirklich definiert. In der Praxis greift folgende vage Beschreibung: Entweder der Fett- oder der Kaloriengehalt muss im Vergleich zum konventionellen Produkt um ein Drittel reduziert sein. Doch eine Megazuckerbombe, die um ein Drittel zuckerreduziert ist, bleibt eine Zuckerbombe. Viele Produkte schmecken einfach nicht, wenn der Fettgehalt reduziert wird. Dann darf die Industrie im Gegenzug den Zuckergehalt auf das Doppelte erhöhen und das Produkt darf sich trotzdem »light« nennen. Deswegen gibt es Lightprodukte, die mehr Kalorien enthalten als ihre konventionellen Schwesterprodukte. Auch beim Thema Lightprodukte lauert wieder die psychologische Falle, denn Konsumenten hauen bei »light« doppelt und dreifach rein. Am Ende werden sie von »light« dicker.

Diätprodukte

Bis zum heutigen Tage existiert keine Wunderpille gegen Übergewicht. Trotzdem können Sie natürlich viele Produkte kaufen, denn der Diätmarkt ist riesig (und verspricht satte Gewinne für die Hersteller). Alle Diätpräparate scheinen in den ersten Wochen zu wirken, doch es sind eher die unbewussten Umstellungen im Essverhalten, die

Sie abspecken lassen. Die meisten dieser Präparate haben irgendwelche Nebenwirkungen, die teilweise sogar lebensbedrohlich sein können. Der einzige Parameter, der bezüglich einer Gewichtsreduzierung zählt, ist Ihr Körpergewicht nach fünf oder besser noch zehn Jahren. Hier versagen alle Diätprodukte. Wenn Sie nicht eine Umstellung Ihrer Ernährungsweise vornehmen, haben Sie keine Chance.

Diabetiker sind in dieser Hinsicht recht gut untersucht. Eine hervorragende Langzeitstudie beobachtete recht stattliche Diabetiker, die alle über 100 Kilo wogen. Die Probanden waren hoch motiviert und wollten gerne abnehmen, denn Gewichtsverlust bekämpft aktiv Diabetes. Doch der durchschnittliche Gewichtsverlust nach zehn Jahren lag bei diesen Patienten bei drei Kilo. Zuvor 100 Kilo schwere Diabetiker wiegen also nach zehn Jahren Diät 97 Kilo. Das ist lächerlich, das hilft auch nicht gegen Diabetes.

Rainer hat von 100 Kilo dauerhaft auf 75 abgespeckt. Ohne Diät. Er schlemmt mehr als früher, sein Diabetes ist weg. Viel wichtiger ist ihm aber, dass seine neue Ernährung besser schmeckt und er in jeglicher Hinsicht besser dasteht. Der mittlerweile 51-jährige erschlankte Herr Limpinsel ließe den dicken 37-jährigen Herrn Limpinsel in allen wichtigen Bereichen des Lebens alt aussehen: beim Feiern, beim Fahrradfahren und im Swingerclub (den er aber nur vom Hörensagen zu kennen schwört).

Vitamin- und Mineralstofftabletten

Wir raten Ihnen von künstlichen Vitamin- und Mineralstoffpräparaten ab. Vitamine und Mineralstoffe sind lebensnotwendig, aber sie müssen natürlichen Ursprungs sein. Deswegen ist Gemüse das gesündeste Lebensmittel für Menschen. In Gemüse schlummern genauso viele Vitamine und Mineralien wie in Obst, Gemüse hat aber dafür wenig bis keine Fruktose (Fruktose ist der Fruchtzucker, der Ihren Blutzucker hebt und Ihre Leber sowie Ihr Gehirn schädigen kann. Deswegen ist das Trinken von Fruchtsaft nicht wirklich gesund). In Gemüse stecken außerdem die wichtigen sekundären Pflanzenstoffe. Diese fallen komplett weg, wenn Sie künstliche Vitamintabletten schlucken.

Künstliche Vitamine und Mineralstoffe sind Ihrer Gesundheit nicht zuträglich. Sportler weisen schlechtere Trainingsresultate auf, wenn sie Magnesiumtabletten schlucken. Dennoch gilt es in Sportlerkreisen als nahezu religiöses Dogma, nach einer anstrengenden Trainingseinheit ein paar Magnesiumtabletten zu nehmen. Mit ACE-Vitaminpräparaten ist es dasselbe. Sie sind ungesund. Groß angelegte Studien zeigen, dass künstliche Vitamine weder die Überlebensrate verbessern noch die Krebsgefahr verringern. Einige Studien mussten sogar vorzeitig abgebrochen werden, weil Statistiker erkannten, dass die künstlichen Vitamine zum Tod ihrer Probanden führten.

Viel diskutierte Lebensmittel

In der guten alten Zeit war alles so einfach. Unter der guten alten Zeit verstehen wir die Zeit bis zum Jahr 1986. Denn auch dem glühendsten Fortschrittsgläubigen musste in jenem Jahr (dank Tschernobyl und dem Absturz der Challenger) dämmern, dass blinde Technologiehörigkeit starke Defizite aufweist. Bis zu diesem Zeitraum galten Menschen, die eine moderne Industrienahrung kritisch sahen, als Spinner und Sonderlinge.

Mit unserem heutigen Wissen (auch aufgrund von Rainers eigener Lebensgeschichte) ist es für uns geradezu ein Wunder, dass nicht viel mehr Menschen viel schneller krank werden. Nicht nur durch den Schrott, den viele heutzutage essen, sondern vor allen Dingen auch durch die mangelnde Bewegung. Wären wir Menschen Zootiere und würden von einem Zoodirektor zu einem Leben gezwungen, wie es die meisten Menschen in den westlichen Kulturen heutzutage freiwillig wählen, würde dieser Zoodirektor scharf verurteilt und müsste seinen Job aufgeben.

Vegan

Von der Intention her – keine Tiere töten, die CO_2-Bilanz verbessern, ein besserer Mensch werden – ist die vegane Idee ganz toll. Das Problem ist leider, dass Mutter Natur die vegane Lebensweise nicht vorgesehen hat. Kein Urvolk hat jemals vegan gelebt. Ohne künstliche Vitamingaben bekommt der echte Veganer lebensbedrohliche Mangelerscheinungen. Diese Erkenntnis allein wird schon durch die Tatsache betoniert, dass wir das Gebiss eines Fleischfressers haben.

Sie müssen sehr fein unterscheiden zwischen vegetarischer und veganer Lebensweise. Wer vegan lebt, verzichtet komplett auf sämtliche tierische Erzeugnisse, damit fällt auch das Hühnerei weg. Doch das Ei ist eines der gesündesten Lebensmittel auf diesem Planeten. Es enthält fast alles, was der Mensch zum Leben braucht, bis auf Vitamin C. Vereinfacht gesagt können Sie mit vielen Hühnereiern, ein paar Äpfeln und Mineralwasser ein Leben lang ohne irgendwelche Probleme auskommen. Wenn Sie jedoch zeit Ihres Lebens nur veganen Kuchen und Mineralwasser verzehren, dann werden Sie sehr schnell gesundheitliche Probleme bekommen. Denn im veganen Kuchen steckt kein Vitamin B_{12} und es kommt zu Nervenschäden, an denen Sie tatsächlich sterben können.

Rainer: »Alle Veganer bekamen Probleme.«

Ich habe in meiner Vergangenheit einige Veganer kennengelernt, und zwar schon Mitte der 1980er-Jahre, als vegan essen noch kein Trend war. Die damaligen Veganer in meinem Bekanntenkreis waren politisch aktive, linksorientierte Menschen. Ausnahmslos alle von ihnen haben nach spätestens zehn Jahren massive gesundheitliche Probleme bekommen oder heimlich angefangen, wieder Fleisch und tierische Produkte zu essen. Wenn man jung ist, fühlt man sich generell unbesiegbar. Doch es dauert Jahre, bis eine Gesundheitsschädigung durch einen Vitamin-B_{12}-Mangel klinisch wird. Ich kenne keinen Veganer, der länger als zehn Jahre seine strikt vegane Ernährung durchgehalten hat.

Soja

Auf den ersten Blick spricht nichts dagegen, statt Fleisch Sojaschnitzel zu essen. Doch zum einen schaffen es die Hersteller solche Produkte nicht ohne einen enormen Chemieeinsatz, dass ein Sojaschnitzel möglichst genau wie ein echtes Schnitzel schmeckt. Chemie im Essen ist aber nie gut, auch nicht im Sojaschnitzel. Zum anderen ist noch immer ungeklärt, ob Sojaprodukte Krebs auslösen können. Da in Soja eine Vorstufe des weiblichen Hormons Östrogen enthalten ist, könnte es sein, dass engagierte Sojaesser wegen der hohen Östrogenspiegel im Körper keine Kinder zeugen können. Rainer verzichtet seit ein paar Jahren auf Soja und stellt seitdem eine deutliche Maskulinisierung seines Körpers fest. Allein deswegen verzichtet er gerne freiwillig auf Sojaprodukte.

Fleisch

Der Mensch verträgt Fleisch ziemlich gut. Allergien oder Unverträglichkeiten gibt es de facto nicht. In allen Kulturen wird Fleisch gegessen bzw. werden tierische Produkte genutzt. Ein Tier weiß nichts davon, dass es mal geschlachtet und aufgegessen wird, wenn es glücklich auf seiner Wiese rumläuft. Deswegen haben wir kein Problem damit, echtes Bio-Fleisch zu verzehren. Ja, wir könnten unser Schwein sogar selbst schlachten.

Ob Handys, Autos und Nutztiere: Es ist ein typisches Zeichen unserer heutigen Zeit, dass wir Dinge vermenschlichen. Die meisten kaufen zwar bedenkenlos fertig verpacktes Fleisch im Supermarkt, würden aber davor zurückschrecken, ihrem Suppenhuhn im Hinterhof des Supermarktes selbst den Hals umzudrehen. Noch vor zwei Generationen war es gang und gäbe, selbst zu schlachten. Viele, wie auch Rainers Großeltern, hatten im Hinterhof Ihrer Mietshäuser einen kleinen Kaninchenstall. Natürlich wurde alle paar Monate ein Kaninchen geschlachtet, damit man etwas Leckeres zu essen hatte. Doch wir Menschen haben heute den Bezug zur Herkunft unseres Fleisches verloren und vermenschlichen Tiere immer mehr. Auf der anderen Seite ist die konventionelle Massentierhaltung nicht artgerecht, sie ist eine Vergewaltigung der Natur und Terror für die Tiere. Wir Deutschen essen viel zu viel Fleisch von minderer Qualität, die Tiere leiden – das darf alles nicht sein.

Wir selbst zahlen, ohne mit der Wimper zu zucken, den vier- bis fünffachen Preis für anständiges regional erzeugtes Bio-Fleisch. Über die Jahre ist uns bewusst geworden, wie wichtig es ist, mehr Innereien zu essen. Wer sein Leben lang nur das teuerste Filet genießt, der verzichtet auf ganz viele gesunde Inhaltsstoffe. Wir sind dafür gemacht, alles vom Tier zu essen – wie im Dschungel-TV, nur ohne Ekelfaktor.

Gluten

Während Rainers Medizinstudium kannten die Schulmediziner nur eine Krankheit, die auf Gluten zurückzuführen ist: Zöliakie. Wer Zöliakie hatte, war arm dran und bekam vom Arzt glutenfreie Lebensmittel verordnet. Niemand sonst hatte Probleme mit Weizen. Heute kennt die Medizin aber auch Glutensensitivität. Entweder haben sich die Menschen früher etwas in die Tasche gelogen – oder es hat sich in den letzten Jahren etwas in Bezug auf Gluten verändert.

Wahrscheinlich ist beides zutreffend. Denn Weizen wurde tatsächlich in den letzten Jahren so gezüchtet, dass er mehr Klebereiweiß enthält. Die Großbäckereien sind daran interessiert, dass der Weizen einen schön klebrigen Teig erzeugt, damit das Brötchen fluffig wird. Deswegen wurde die chemische Zusammensetzung von Gluten und Begleitstoffen im Weizen verändert. Das heutige Gluten macht mehr Ärger, als es das vor 50 Jahren gemacht hat.

Vielen Menschen geht es besser, wenn sie auf Gluten und damit auch auf herkömmliches Brot verzichten. Doch Unverträglichkeiten gegenüber Brot und anderen Backwaren könnten ihre Ursache auch an einer ganz anderen Stelle haben: In modernem Brot befinden sich Dutzende chemische Stoffe, ohne dass der Bäcker dies deklarieren muss. Wir essen mit diesem Brot heutzutage Enzyme, Emulgatoren und Backhilfsmittel. Alle wirken auf unsere Verdauungsbakterien und unseren Darm.

Deswegen ist ein wichtiger Schritt zur Erlangung körperlicher Gesundheit, auf Weizen im Brot und in anderen Produkten zu verzichten. Wir versprechen Ihnen, dass Sie nichts vermissen werden, und empfehlen, echtes Vollkornroggenbrot mit Natursauerteig zu kaufen. Das ist das gesündeste (und leckerste) Brot. Der Grund, aus dem dieses Roggenbrot so gesund ist, ist der Natursauerteig. Eigentlich vertragen wir Menschen pures Getreide gar nicht gut. Auch eine Kuh könnte keine Gräser fressen, wenn sie nicht den Pansen für die bakterielle Vorverdauung des Grases hätte. Diese bakterielle Vorverdauung erledigt beim echten Roggenbrot der Natursauerteig.

Vollkorn

Beim Thema Vollkorn herrscht bei einigen Menschen ein geradezu religiöser Eifer. Wir reden hier von echten Vollkornprodukten und nicht von Pseudovollkornprodukten der Industrie, zum Beispiel mit Zuckerkulör gefärbtem Weißbrot. Doch wenn man ganz ehrlich ist, gibt es nicht wenige Menschen, die nicht gut mit Vollkornprodukten zurechtkommen. Bei ihnen mehren sich Verdauungsbeschwerden und Blähungen. Deshalb müssen Sie bei Vollkornprodukten unbedingt für Bekömmlichkeit sorgen. Vollkornreis sollten Sie vor dem Kochen über Nacht einweichen. Vollkornbrot muss mit Natursauerteig gebacken sein.

So steigen Sie auf gute Ernährung um

Chemische Stoffe und Haushaltszucker sind Suchtverursacher. Was Haushaltszucker betrifft, ist diese Sucht zweifelsfrei bewiesen. Wissenschaftler haben Menschen in die CT-Röhre geschoben, um zu untersuchen, was bei einer Zuckergabe in ihrem Gehirn passiert. Es sprachen dieselben Areale an, die auch reagieren, wenn Menschen Kokain schnupfen. Es soll uns gar nicht interessieren, welche Art von Sucht schlechtes Essen auf Sie ausübt. Die Suchtkomponente von schlechtem Essen pendelt sich irgendwo zwischen einer rein psychischen Sucht (wie zum Beispiel der Spielsucht) oder einer handfesten körperlichen Sucht (wie zum Beispiel der Heroinsucht) ein. Was würden Sie aber einem Menschen mit einer Spielsucht oder einer Heroinsucht raten?

»Hör auf zu zocken, aber zieh in eine Wohnung über einer Spielhalle, damit du die Automaten bimmeln hörst«?, »Heroin ist ganz schlecht. Versuche einfach, nur sonntags Heroin zu konsumieren«? Nein, natürlich würden Sie bei Spiel- und Heroinsucht an so etwas noch nicht mal denken. Der Süchtige muss weg von seinen Suchtfaktoren, ganz klar. Da haben Sie völlig recht, schon Friedrich Nietzsche wusste: »Es ist leichter, einer Begierde zu entsagen, als in ihr maßzuhalten.«

Interessanterweise sehen das die meisten beim Thema Ernährung nicht so eng. »Ja, ich esse die ganze Woche anständig, nur am Wochenende ziehe ich mir alles Schlechte rein, was ich früher so gerne gegessen habe«, »Ich esse wirklich sehr gesund, nur erlaube ich mir jeden Tag ein Stückchen Schokolade«, »Ach, so schlimm kann das doch alles nicht sein mit der Chemie im Essen.«

Es ist nur eine Frage der Zeit, bis Sie mit solch einer Sichtweise irgendwann zurückfallen in alte schlechte Ernährungsgewohnheiten. Dann stopfen Sie über alle Maßen die suchterregenden Stoffe in sich hinein und der Jo-Jo-Effekt kommt mit aller Kraft über Sie. Deswegen lautet unser ständiger Appell an Sie, dass Sie sich immer satt essen, aber konsequent auf Chemie im Essen (und auf Haushaltszucker) verzichten.

Das bedeutet, dass Sie etwa sieben Tage durch das Tal der Tränen gehen müssen. Es ist wie beim Rauchen: Sie müssen Ihre alten Süchte zerstören. Es ist hart, es tut weh und es kann Ihnen keiner dabei helfen. Spätestens nach drei Wochen hat Ihr Körper (vor allem Ihr Gehirn) die alten Süchte und Gewohnheiten aber vergessen. Plötzlich fällt Ihnen kinderleicht, was Ihnen vorher unmöglich erschien. Sie brauchen keine Chips mit Geschmacksverstärker oder Schokolade voller Zucker mehr. Weitere sechs Monate später und Ihnen schmecken diese Dinge nicht mehr.

Das zu erfahren war für Rainer eine der größten Erkenntnisse seines Leben, denn er hatte zuvor 20 Jahre lang Diätversuche gemacht, ohne dass es wirklich geklappt hatte.

Rainer: »Ich habe den radikalen Weg gewählt.«

Ich habe bei meiner Ernährungsumstellung den radikalen Weg »von jetzt auf gleich« gewählt. Ich habe am 9. August 2008 mein Insulin weggeworfen und am 10. August mit Heilfasten begonnen. Drei Wochen später startete ich dann mit dem Kostaufbau. Seitdem lebe ich nach den Prinzipien, die wir in diesem Buch beschreiben. Mein Blutzucker ist seitdem ohne Medikamente top und ich habe dauerhaft 25 bis 30 Kilo abgenommen. Ich bin als dicker Mensch irgendwann nicht mehr auf die Waage gestiegen, deshalb kann ich es nicht so genau beziffern.

Ute ist im Vergleich zu Rainer ein eher vorsichtiger Charakter und hat immer nur Kleinigkeiten in ihrem Leben geändert. Beide Wege führen zum Erfolg. Sie könnten sich also vornehmen, alle 14 Tage eine Winzigkeit in Ihrem Essverhalten zu ändern. Wir stellen jedoch fest, dass die Erfolgsquote größer ist, wenn Sie »von jetzt auf gleich« Ihre Ernährung umkrempeln. Es fällt dann schwer, abends auf die Chips zu verzichten, wenn Sie noch Bier trinken dürfen. Und eine Currywurst mit Geschmacksverstärker verlangt nach einem überzuckerten Chemiepudding als Nachtisch, denn gesundes Obst schmeckt nach solch einer Ekelwurst nach nichts.

Wir raten Ihnen unbedingt, den ersten Schritt in Ihr neues Leben im Urlaub zu machen. Es empfiehlt sich, dass Sie sich in eine einsame Waldhütte oder Ähnliches zurückziehen, wo es Ihnen möglichst schwerfällt, an ungesundes Essen zu kommen. Vielleicht wollen Sie die Hürde zurück in alte Gewohnheiten noch vergrößern und Sie bitten Ihren Partner, Ihre Schlüssel, Ihr Bargeld und Ihre Kreditkarten zu verstecken, oder Sie schicken sie mit der Post zu einem Verwandten, der sie erst in zehn Tagen zurückschicken darf. Rainer hat im Jahr 2008 der ersten Schritt mit Heilfasten gemacht. Das ist für Menschen mit einem gewissen Selbstbewusstsein immer noch die beste Methode, sensationell viel Gewicht abzuspecken, den Stoffwechsel aufzuräumen und sich psychologisch zu stärken. Danach starten Sie mit Freude und Lust in Ihre neue Ernährung.

Nicht ohne Grund kennen alle großen Religionen dieser Welt Spielarten des Fastens. Fasten bedeutet grob gesagt, dass Sie weniger als 300 Kalorien am Tag zu sich nehmen und keine festen Sachen kauen. Alle zwei Tage sorgen Sie mit einem Einlauf für eine Darmreinigung. Es gibt viele Bücher über das Fasten. Wir empfehlen als weiterführende Lektüre absolut den Klassiker »Wie neugeboren durch Fasten« von Hellmut Lützner.

Wenn Ihnen Fasten zu absurd erscheint, können Sie einen anderen Soforteinstieg in Ihr neues Leben wählen: Leben Sie eine Woche lang konsequent nach den Regeln der Steinzeiternährung (Paleo). Es geht ganz einfach: Morgens, mittags und abends essen Sie in Kokosöl gebratenes Gemüse und zwei Rühreier (macht sechs Eier am Tag). Nehmen Sie so viel Gemüse und Kokosöl, wie Sie wollen. Als Getränk gibt es Wasser – und das war's.

Die Paleo-Woche hat den großen Vorteil, dass Sie dreimal am Tag den psychologischen Effekt »Hurra, jetzt darf ich mich vollstopfen« haben. Sie haben nicht das Gefühl, dass sie Diät halten. Außerdem brauchen Sie nicht für einen Einlauf zu sorgen, weil Sie durch das viele Gemüse genügend Ballaststoffe aufnehmen und es so zu einer wunderbar regulierten Darmtätigkeit kommt. Aber auch die Paleo-Woche schützt nicht vor Entzugserscheinungen hinsichtlich Chemie im Essen und Haushaltszucker.

Rezepte

Sie müssen auf nichts, wirklich nichts Gutes verzichten, wenn Sie sich gesund ernähren und schlank werden wollen. Hier ein paar leckere Beispiele für Gerichte, die wir lieben:

Currywurst mit Pommes und Mayo

Für 4 Portionen

Für die Currysauce:
2 Schalotten • 1 Knoblauchzehe • 1 kleine grüne Chili • 800 g geschälte Tomaten (aus der Dose, komplett mit Flüssigkeit) • 200 g Bio-Apfelmus (ohne Zuckerzusatz) • 120 g Tomatenmark • 3 EL grünes Currypulver • 1 EL gelbes Currypulver • 1 EL Salz • 1 EL gemahlener schwarzer Pfeffer • 2 EL frisch gepresster Limettensaft • 1 EL Cayennepfeffer

Für die Mayo:
1 Ei • Olivenöl • 1 Knoblauchzehe • Senf, Weißwein oder Zitronensaft nach Belieben zum Abschmecken

Außerdem:
2 große Süßkartoffeln • Olivenöl • frische Bio-Bratwurst (ohne Glutamat oder Phosphat) • Kokosfett

- Für die Currysauce Schalotten und Knoblauch schälen und hacken. Chilischote ebenfalls hacken. Mit allen Zutaten und 120 ml Wasser in einen Topf geben und 30 Minuten zugedeckt köcheln lassen, anschließend pürieren. Danach im offenen Topf 1 Stunde weiterköcheln lassen, dabei hin und wieder umrühren. Eventuell noch etwas Wasser hinzugeben. Am Ende soll die Sauce die gewünschte Konsistenz haben und das Wasser soll verkocht sein.

- Für die Mayo das Ei trennen und das Eigelb mit dem Pürierstab mixen. Unter ständigem Rühren langsam nach und nach Olivenöl in das Eigelb laufen lassen, bis eine schöne Mayonnaise entsteht. Die Knoblauchzehe schälen und hineinpressen. Feinschmecker runden mit Senf, Weißwein oder Zitronensaft ab.
- Den Backofen auf 220 °C vorheizen. Die Süßkartoffeln schälen und in pommesgroße Stäbchen schneiden. Mit ein wenig Olivenöl vermischen und ca. 30 Minuten im vorgeheizten Backofen backen. Pommes mit Salz würzen.
- Die Bratwürste in Kokosfett in einer Pfanne braten.

Tipp Die Currysauce hält sich fast drei Monate im Kühlschrank, wenn Sie sie kurz aufkochen und dann sofort in heiße Schraubgläser geben und diese fest verschließen. Lagern Sie die Gläser auf dem Kopf stehend.

Köstlicher Rindfleisch-Eintopf

Für 1 großen Topf

150 g Kidneybohnen • 200 g Quinoa • 600 g Beinscheibe vom Rind (inklusive Knochen) • etwas Ingwer • 1 Lorbeerblatt • 3 Gewürznelken • 1 kg Gemüse (Möhren, Süßkartoffeln, Staudensellerie, Lauch) • 1 TL Salz • frisch gemahlener schwarzer Pfeffer • gehackte Petersilie • Kokosfett oder Olivenöl zum Servieren • Shoyu (milde japanische Sojasauce) nach Belieben

- Kidneybohnen und Quinoa getrennt über Nacht in zwei Schüsseln in Wasser einweichen.
- Am nächsten Tag die Beinscheibe mit reichlich kaltem Wasser aufsetzen, sodass alles Fleisch bedeckt ist. Das Wasser zum Kochen bringen.

- Den Ingwer schälen, fein schneiden und mit Lorbeerblatt und Nelken dazugeben. Die Kidneybohnen in einem Sieb mit reichlich kaltem Wasser waschen und ebenfalls zugeben. Fleisch und Bohnen 1 Stunde und 15 Minuten kochen.
- In der Zwischenzeit Gemüse waschen, putzen und klein schneiden. Quinoa abspülen und zugeben. Alles mit Salz zum Eintopf geben, nach Bedarf noch etwas Wasser nachgießen. Eintopf weitere 20 Minuten kochen. Mit Pfeffer würzen und mit Petersilie garnieren.
- Beim Servieren kommt auf jeden Teller ein dicker Klecks Kokosfett oder Olivenöl. Feinschmecker würzen mit Shoyu nach.

Leckeres Gulasch

Für 1 großen Topf

500 g Zwiebeln • 500 g Rindergulasch • 6 EL Kokosöl • 1 Lorbeerblatt • 3 Gewürznelken • Salz • frisch gemahlener schwarzer Pfeffer

- Zwiebeln schälen, halbieren und in Ringe schneiden. Rindfleisch mit Küchenpapier trocken tupfen und in etwa 3 cm große Würfel schneiden.
- 3 EL Kokosöl in einem großen Topf erhitzen und die Fleischwürfel darin von allen Seiten kräftig anbraten. Dann das restliche Kokosöl und die Zwiebelringe hinzugeben und anbraten.
- Lorbeerblatt und Nelken hinzugeben, mit Salz und Pfeffer würzen. 250 ml heißes Wasser dazugießen und das Fleisch im geschlossenen Topf 1 Stunde und 30 Minuten bei mittlerer Hitze schmoren. Bei Bedarf noch etwas Wasser zugeben. Zum Schluss nochmals mit Salz und Pfeffer abschmecken.

Gegrillter Oliven-Fenchel mit Schafskäse

Für 4 Portionen

Olivenöl • 6 Fenchelknollen • Knoblauch nach Geschmack • Salz • frisch gemahlener schwarzer Pfeffer • Kreuzkümmel • ca. 30 entkernte schwarze Oliven • 80 g Schafskäse

- Backofen auf 200 °C Grillstufe vorheizen und ein Backblech mit Olivenöl fetten. Fenchel waschen, in Scheiben schneiden und mit Olivenöl beträufeln.
- Knoblauch nach Geschmack dazupressen und mit Salz, Pfeffer und Kreuzkümmel würzen und vermengen.
- Den Fenchel auf dem Backblech verteilen und im vorgeheizten Backofen 25 Minuten grillen.
- Währenddessen die Oliven in kleinere Stücke schneiden. Den Schafskäse zwischen den Fingern zu kleinen Bröseln zerreiben.
- Oliven und Schafskäse auf dem Fenchel verteilen und alles weitere 5 Minuten grillen.

Tipp: Als Beilage eignen sich vor allem Pellkartoffeln. Geben Sie ordentlich Olivenöl auf die Pellkartoffeln. Kaufen Sie echten Schafskäse (ohne Kuhmilch) und Oliven ohne Chemie (Farbstoffe, Konservierungsmittel, Aroma). Beides finden Sie problemlos im Bioladen.

Shortcut: Chemie und Zucker im Essen weglassen

Typische Fehler:

- Ein Cheat-Day und das tägliche Stückchen Schokolade halten alte Süchte am Leben.
- Zutatenliste nicht beachten
- Sich nicht satt essen

So schaffen Sie es:

- Leicht zu erreichende Ziele setzen, diese aber mit eisernem Willen verfolgen
- Keine Lebensmittel mit mehr als fünf Zutaten kaufen oder gar nichts Vorproduziertes mehr kaufen

Getränke

Es gibt zwei Säulen, auf denen das gesamte Leben auf diesem Planeten basiert. Die erste ist das chemische Element Kohlenstoff. In allen organischen Verbindungen auf der Erde steckt irgendwie Kohlenstoff. Es gibt auf diesem Planeten nichts Lebendiges ohne Kohlenstoff. Wir Menschen bestehen zu 28 Gewichtsprozent aus Kohlenstoff. Er hat die prima Angewohnheit, ganz lange Molekülketten zu bilden, das ist seine chemische Natur. Ohne Kohlenstoff gäbe es keine Eiweiße, keine Kohlenhydrate, keine Fette und keine DNA. Kohlenstoff ist der Klebestreifen des Lebens. Die zweite Säule des irdischen Lebens ist das Lösungsmittel der Natur: Wasser.

Etwa vor 3,8 Milliarden Jahren entstanden die ersten Lebewesen in den Ozeanen dieser Welt. Diese Einzeller hatten keinen Mund und keinen Popo. Sie haben ihre Nährstoffe einfach so aus dem Wasser aufgenommen und ihre Abfallstoffe genauso einfach in den Ozean entsorgt. Nach einer unvorstellbar langen Zeit hatten sich aus den Einzellern komplexere Tiere gebildet. Auch diese Lebewesen schwammen immer noch im Wasser, allerdings hatten sie ein Verdauungssystem und eine Haut. Dann robbten vor etwa 360 Millionen Jahren die ersten

Ichthyostega (lange hieß es Quastenflosser, aber da rudert die Wissenschaft mittlerweile wegen neuer Erkenntnisse zurück) durch den Ufermatsch an Land.

Heute, 360 000 000 Frühlinge später, leben neun Millionen Menschen in New York City und einige davon in einem Penthouse im 53. Stock der Wolkenkratzer. Aber die ganz grundlegenden Dinge erfindet die Natur niemals zweimal. Einzeller vor drei Milliarden Jahren trugen das Wasser des Urozeans in sich, New Yorker von heute tragen ebenfalls Wasser in ihren Zellen. Alle Lebewesen, die auf dem Land leben, haben das Wasser des Urozeans unter ihrer Haut mit an Land genommen. Im Prinzip schwimmen unsere Körperzellen immer noch im Urozean. Wir Menschen bestehen zu 60 Gewichtsprozent aus Wasser. Deswegen ist Wasser das einzige von der Natur für uns Menschen vorgesehene Getränk. Ob Sie Wasser mit oder ohne Blubber, warm oder kalt, gekauft oder aus dem Hahn trinken, das spielt keine Rolle.

Wenn Sie gesund leben und schlank bleiben wollen, ist das ausschließliche Trinken von Wasser ein genauso wichtiger Schritt wie der Verzicht auf Haushaltszucker. Bevor die engagierten Tee-, Kaffee- und Weintrinker unter Ihnen jetzt erbost dieses Buch zuklappen und in den Altpapiercontainer entsorgen, sei Ihnen gesagt, dass es glücklicherweise andere Getränke als Wasser gibt, die trotzdem für Ihre Gesundheit keine Katastrophe darstellen.

Ja, wir benutzen hier absichtlich diesen drastischen Ausdruck, denn nur Wasser können Sie in rauen Mengen trinken, ohne gesundheitliche Probleme zu bekommen. Kaffee, Tee, Wein oder Schnaps sind in Maßen genossen nicht schlimm. Doch wenn Sie zu viel davon konsumieren, wendet sich das Blatt. Wir gehen später noch genauer auf dieses Thema ein, denn logischerweise hat Tee ganz andere Auswirkungen auf Ihren Körper als Schnaps.

Was Cola, Limonade, Bubble Tea, isotonische Getränke, Energydrinks, Bier, Säfte, in Wasser aufgelöste Multivitamintabletten, Milch, vegane Milch und jegliche industriellen Getränken angeht, hier nur ein Kommentar: Finger weg!

Aromatisiertes Wasser

Aromatisiertes Wasser kommt von der Industrie und möchte die Zitronenscheibe oder Minze im Wasserglas nachahmen. Aromatisiertes Wasser verstellt Ihre Geschmacksnerven. Dadurch haben Sie ständig den Geschmack des Aromas auf Lippen und Zunge. Dieser Geschmack ist chemischer Natur. Deswegen bekommen Sie mehr Lust, weitere Lebensmittel mit chemischen Inhaltsstoffen zu essen. Unterm Strich macht Sie aromatisiertes Wasser deshalb dick, was normales Wasser nicht tut. Außerdem gibt es überhaupt keinen Grund, das Wasser zu aromatisieren, außer, man will aus gesundem Wasser ein etwas ungesünderes Wasser machen.

Milch

Milch ist ein Energydrink, den die Natur erfunden hat, um neugeborene Säugetiere und Menschen aufzupäppeln. Doch keine andere Spezies außer uns Menschen trinkt im Erwachsenenalter Milch. Es gibt nämlich keinen vernünftigen Grund, Milch zu trinken, wenn Mensch oder Tier das Babyalter hinter sich gebracht haben. Etwa 20 Prozent der Deutschen vertragen überhaupt gar keine Milch, denn sie haben eine Laktoseintoleranz. Sollten Sie also an erheblichen Blähungen oder anderen Verdauungsproblemen leiden, raten wir Ihnen einfach, mal sechs Wochen auf jegliche Milchprodukte zu verzichten. Wenn sich dann Ihr Befinden bessert, leiden Sie an einer Laktoseintoleranz. Sämtliche Nährstoffe, die in der Milch stecken, können Sie auch durch andere Lebensmittel aufnehmen.

Außerdem mehren sich in letzter Zeit die Indizien dafür, dass das in der Milch enthaltene Kalzium überhaupt nicht vom Körper aufgenommen werden kann. Das kann auch erklären, warum Osteoporose bei uns so verbreitet ist, obwohl wir Deutschen so viel Milch trinken.

In Milch steckt Milchzucker und Milchzucker hebt immer Ihren Blutzucker. Das ist für Diabetiker generell schlecht. Aber auch bei allen anderen Menschen kommt es zu Schwankungen der Blutzuckerkurve und deswegen zu Hungergefühlen.

Außerdem wird die Milch im menschlichen Körper in relativ giftige Abbauprodukte umgewandelt. Diese machen dann wieder Ärger im Darm und führen zu einer dauerhaften subklinischen Entzündung. Auf lange Sicht drohen chronische Erkrankungen, die Anfälligkeit für Infekte und vielleicht sogar Krebs. Von der Situation der armen Tiere ganz zu schweigen. Eine Milchkuh hat heutzutage ein deutlich schlechteres Leben als eine Fleischkuh. Moderne Turbomilchkühe sind von der Natur nicht vorgesehen.

Die beiden einzigen Milchprodukte, die wir Ihnen ans Herz legen können, sind Butter und Hartkäse. Interessanterweise sind das auch die historisch ersten von Menschen genutzten Milchprodukte, denn die Bauern der ausgehenden Steinzeit konnten mit echter Milch nichts anfangen. Alle Menschen hatten damals eine Laktoseintoleranz. Über Butter lesen Sie an einer anderen Stelle. Hartkäse hat eine starke probiotische Kraft. Darin stecken hilfreiche lebende Bakterien, die Ihrer Verdauung helfen. Auf lange Sicht specken Sie ab. Das schaffen Sie sonst nur mit echten Probiotikbomben wie zum Beispiel der Regulatessenz, einem Nahrungsergänzungsmittel. Verzichten Sie einfach mal für sechs Wochen auf alle Kuhmilchprodukte außer Butter und Hartkäse. Wetten, Sie fühlen sich besser? Und wenn Sie nach sechs Wochen dann Quark oder Joghurt probieren, werden sie Ihnen nicht schmecken. Dann ist es aber kein Verzicht auf Milchprodukte mehr, sondern Ihr Wunsch.

Milchersatz

Unter Motorradfahrern kursiert das Bonmot, dass ein Motorrad mit Beiwagen die Nachteile zweier Welten in sich vereint. Denn der Gespannfahrer sitzt weiterhin im Freien, braucht aber so viel Straßenbreite wie ein Auto. Ähnlich verhält sich die Sache mit veganer Milch. Wir raten Ihnen absolut von Milchersatzgetränken ab: Zum einen stellt sich die grundsätzliche Frage, warum Sie den Geschmack eines Lebensmittels haben wollen, das Sie – aus welchen Gründen auch immer – meiden möchten.

Wenn Sie den Geschmack von Milch lieben, dann trinken Sie halt eben teurere Bio-Milch. Damit ist gewährleistet, dass es den Tieren gut geht. In den allermeisten veganen Milchersatzprodukten steckt irgendwelche Chemie. Und die wird, wie Sie wissen, Ihre Geschmacksnerven irritieren, Sie süchtig machen und lässt Sie am Ende zunehmen. Außerdem basieren sehr viele Milchersatzflüssigkeiten auf Soja. Asiaten nutzen Soja schon seit langer Zeit, aber sie verzehren Soja nicht als Milchersatz. Fermentiertes Soja ist okay. Es steckt zum Beispiel in Sojasauce und Miso. Mehr dazu haben Sie im Kapitel »Soja« (S. 132) erfahren. Wir lassen Soja weg, uns geht es prima.

Erfrischungsgetränke

In Cola, Limonaden, Bubble Tea, isotonischen Getränken und Energydrinks stecken eigentlich immer Unmengen an Zucker (und damit Kalorien). Es sei denn, es handelt sich um die modernere Variante mit Süßstoffen, doch darin stecken dann Unmengen an Chemie. Über die Jahre sind wir zu der Gewissheit gekommen, dass die ursprüngliche Variante mit Zucker sogar gesünder ist als die neumodische Variante mit Süßstoffen. Denn Süßstoffe wirken direkt auf die Verdauungsbakterien, die in Ihrem Darm leben. Dass tut Zucker zwar auch, aber die Süßstoffe schlagen hier noch schlimmer zu. Unser dringlichster Rat ist daher wieder: Trinken Sie zur Durstlöschung ausschließlich Wasser.

Die bekannteste Colamarke der Welt ist seit etwa 130 Jahren auf dem Markt. Wir müssen uns ins Gedächtnis rufen, welche Lebensumstände vor 130 Jahren herrschten. Damals war die gesamte Gesellschaft viel mehr körperlich in Bewegung, als sie das heute ist. Stellen Sie sich vor, Sie wären Ihr Leben lang auf einer ewigen Fahrradtour oder einer Wanderung, ganz wie Sie wollen. Wir wissen nicht, ob Sie schon einmal das Vergnügen hatten, eine dreiwöchige Fahrradtour oder Wanderung zu machen. Spätestens nach fünf Tagen erleben Sie ein sehr interessantes Phänomen: Wenn Sie wirklich länger als acht Stunden am Tag in körperlicher Bewegung sind, dann schaffen Sie es nicht mehr, die verbrauchten Kalorienmengen durch Nahrung aufzufüllen. Sie stopfen in sich rein, was nur geht, und Ihnen ist völlig egal, welche Inhaltsstoffe darin sind. Sie brauchen Kalorien, Kalorien und noch mehr Kalorien. Da essen sogar Vegetarier eine Schweinshaxe. Da naschen Zuckerabstinenzler plötzlich Kuchen und trinken einen Liter Limo auf ex. Und Diabetiker, die eigentlich nur trockene Weine verköstigen, fangen schon um zwölf Uhr mittags an, Bier zu trinken. Alles nur, weil nachhaltig ausdauernde körperliche Bewegung wie ein Verbrennungsofen alle schädlichen Gifte und Kalorien verbrennt.

Vor 130 Jahren war so ein Zustand kein Aktivurlaub, sondern das ganz normale Leben. Es hörte auch nicht nach drei Wochen auf, sondern es ging immer so weiter, bis der Mensch in Rente ging. Und selbst dann musste man sich noch in seinem kleinen Garten um die Pflanzen kümmern und die Kohlen in den vierten Stock schleppen. In der guten alten Zeit hat es also niemanden interessiert, wie viel Zucker in Erfrischungsgetränken steckt. Die Menschen haben Cola wegen des Energiekicks geliebt. Doch Zucker und Koffein reichten dafür nicht. In Cola steckte in den Anfangsjahren tatsächlich Kokain. Das wurde in den USA erst 1914 per Gesetz verboten.

Künstliche Vitamine

In Wasser aufgelöste Multivitamintabletten als Multivitaminsaft sind nicht gesund. Es steckt zu viel begleitende Chemie im Produkt, die Vitamine sind künstlich hergestellt und es fehlen die Sekundärstoffe. Auch die so oft genannten Antioxidanzien scheinen komplizierter zu sein, als auf den ersten Blick ersichtlich. Neuere Studien zeigen, dass Vitamintabletten oder künstliche Antioxidanzien nicht gegen Alzheimer, Krebs oder Herzinfarkt helfen. Das Immunsystem bleibt ebenfalls unbeeindruckt. Auch Sportler sollten mit Supplementen vorsichtig sein, denn die Gabe vermindert den Trainingseffekt. Antioxidanzien sollen freie Radikale entschärfen – so weit das Mantra der Pharmaindustrie. Doch jetzt zeigt sich, dass unsere Zellen selbst freie Radikale für die Immunabwehr benutzen. In mehreren Studien erhöhte die Gabe von Vitamin A, Vitamin E und Beta-Carotin die Sterblichkeit. Wohlgemerkt bezieht sich diese Warnung nur auf künstliche Vitamine. Finger weg von ACE-Präparaten aus dem Supermarkt oder der Apotheke! Vitamine aus natürlichen Nahrungsmitteln sind immer gesund und Sie können davon auch nicht zu viel aufnehmen.

Säfte

Obst wird generell überschätzt, was seine Vitalkraft angeht. Das gilt ganz besonders für Säfte, auch wenn sie ohne Zucker und in Bio-Qualität daherkommen. Säfte belasten Ihren Zuckerstoffwechsel ebenso wie Cola oder Limonade. Wir Deutschen sind Weltmeister im Safttrinken, da hat die Saftindustrie in den letzten Jahrzehnten einiges an Gehirnwäsche bei uns Verbrauchern betrieben. Wenn Sie Fruchtsäfte trinken, nehmen Sie unfassbare Mengen an Fruktose auf. Diese gelangt ohne die im frischen Obst befindlichen Ballaststoffe in Ihren Darm, also steigt Ihr Blutzuckerspiegel sehr schnell. Sie werden kurze Zeit nach dem Trinken eines Fruchtsaftes wieder Hunger bekommen. Beim Essen des ganzen Obstes dauert das erheblich länger, denn es stecken noch bremsende Ballaststoffe im Obst.

Als ob das noch nicht genug der Problematik wäre, schadet zu viel Fruktose Ihrem Gehirn und Ihrer Leber. Wenn Sie jeden Tag eine Handvoll Obst essen, sind Sie noch auf der sicheren Seite. Aber wenn Sie jeden Tag anderthalb Flaschen Fruchtsaft trinken, bekommen Sie möglicherweise Probleme mit Ihrer Leber. Ganz besonders schlimm ist isolierte Fruktose, die von der Industrie hergestellt wird und dann in irgendwelchen industriellen Fertigprodukten auftaucht. Diese Fruktose schadet Ihrer Gesundheit auf jeden Fall, aber Sie haben ja sicherlich schon eingesehen, dass industrielle Nahrungsmittel generell so schlimm sind wie das Rauchen von Zigaretten.

Bier

Bier ist ein Geschenk Gottes. Wir haben beide in der Vergangenheit sehr gerne Bier getrunken. Interessanterweise war Ute früher in der Lage, Rainer unter den Tisch zu trinken (was neben der Tatsache, dass sie so unfassbar gut rückwärts einparken konnte, ein Grund dafür war, dass er sich damals Hals über Kopf in sie verliebte). In Bier stecken Vitalstoffe, Kalorien und Elektrolyte. Zudem entspannen der Alkohol und der Hopfen. Diese unnachahmliche Kombination lieben sehr viele Menschen auf der ganzen Welt.

Wenn Sie acht Stunden hart gearbeitet oder Ausdauersport betrieben haben (also so geackert, wie die Menschen früher jeden Tag gelebt haben), dann gibt es nichts Schöneres, als ein Gläschen Bier zu trinken. Doch unser Alltag ist nicht mehr von stetiger Bewegung geprägt. Dann kann Bier seine unangenehme Seite zeigen, denn es macht dick. Die Kalorien im Bier schlagen viel schlimmer zu, als es die aus Wein oder Schnaps tun, denn Bier hat zusätzlich noch eine hormonelle Auswirkung. Das liegt am hormonwirksamen Hopfen. In früheren Zeiten, als junge Frauen für das Hopfenpflücken zuständig waren, kam es bei ihnen massenhaft zu Verschiebungen des Menstruationszyklus. Viele Frauen bekommen bei entsprechendem Bierkonsum größere Brüste, Männer eine unfassbar große Bierplauze und Bierbrüste – sie verweiblichen, und dass sie dann wie im neunten Schwangerschaftsmonat aussehen, kommt nicht von ungefähr.

Außerdem hat Bier Kohlenhydrate, obendrein von der schlechten Sorte. Der glykämische Index von Bier ist schlechter als der von Weißbrot. Ihr Insulin muss sich um diese Kohlenhydrate kümmern. Je mehr Insulin in Ihrem Blut kreist, desto mehr nehmen Sie zu, das wissen Sie bereits.

Lassen Sie die Finger von Bier. Das tut Ihren Hormonen, Ihrem Gewicht und Ihrem Blutzuckerspiegel gut. Wir kennen einen engagierten Alkoholtrinker, der jeden Tag fünf Flaschen Bier trank. Seit einigen Jahren ist er auf anderthalb Flaschen trockenen Wein in 24 Stunden umgestiegen. Allein durch diese Maßnahme hat er 15 Kilo Gewicht verloren. Dass er immer noch seine Lebergesundheit riskiert, steht auf einem ganz anderen Blatt.

Alkohol

Was sollten Sie also tun, wenn Sie Ihr Gewicht in Zukunft niedrig halten wollen und trotzdem weiter Alkohol trinken möchten? Die Antwort ist ganz einfach: Trinken Sie wenig Alkohol, und wenn, dann trockene Weine und klare Schnäpse. Whisky ist auch okay. In farbigen Schnäpsen, hochprozentigen Mixgetränken und Likören stecken fast immer Farbstoffe, Aromen und sehr viel Zucker. Eine Flasche Kräuterlikör enthält zum Beispiel mehr Zucker als eine Flasche Cola. Wodka hingegen enthält überhaupt keinen Zucker.

Das mit dem Alkohol und der Gesundheit ist eine zweischneidige Sache: Auf der einen Seite ist Alkohol ohne Frage ein Zellgift – das ist schlecht. Auf der anderen Seite entspannt Alkohol und sorgt für einen niedrigen Blutzucker – das ist gut.

Die Leber synthetisiert Blutzucker und baut Blutalkohol ab. Wenn die Leber Alkohol abbauen muss, stellt sie für diesen Zeitraum die Produktion von Blutzucker ein. Deswegen galt Alkohol früher als das Insulin des armen Mannes.

Geringe Mengen Alkohol scheinen tatsächlich das Leben zu verlängern. Der Grund muss darin liegen, dass Alkohol entspannt. Jegliche Entspannung trägt zu Ihrer Gesundheit und zur Verlängerung Ihres Lebens bei. Alkohol ist das bevorzugte Entspannungsmittel sehr vieler Menschen. Studien beweisen, dass der moderate Konsum von Alkohol bei einer ganz normalen westlichen Lebensweise (Stress, ungesunde Ernährung, kein Sport) das Leben verlängert. Abstinenzler, die zur Entspannung Yoga machen und viel spazieren gehen, leben mit Sicherheit gesünder. Aber der Griff zum Alkohol ist so bequem und tief in unserer Kultur verankert.

Denken Sie immer daran, dass statistische Spitzfindigkeiten die Ursache für die oben genannten Studienergebnisse sein können. Es könnte ja auch sein, dass verbiesterte, sorgenvolle Pedanten eher keinen Alkohol trinken und lässige, entspannte Naturelle gerne zur Flasche greifen. Dann resultiert das scheinbar gute Abschneiden des Alkohols schon aus den unterschiedlichen Charakteren.

Eins ist klar: Menschen, die sich jeden Tag zulaufen lassen, werden auf keinen Fall alt. Vergessen Sie nie, dass Alkohol sehr viele Kalorien enthält. Wenn Sie viel Alkohol trinken, dann können Sie nicht nachhaltig abnehmen. Außerdem bekommen die meisten Menschen Fressattacken, wenn sie beschwipst sind.

Koffein

Kommen wir abschließend zum Thema Kaffee und Tee. In beiden Produkten steckt Koffein. Im Tee heißt es nur anders, ist aber derselbe Stoff. Wenn Sie Tee und Kaffee in üblichen Mengen trinken, hat dies keine negativen Auswirkungen auf Ihre Gesundheit. Es gibt sogar Studien, die beweisen wollen, dass Kaffeetrinken das Leben verlängert. Interessanterweise stammen solche Studien immer aus Ländern, in denen Kaffeetrinken zur nationalen Identität gehört oder viel Kaffee angebaut wird.

Koffein macht Sie süchtig, genau wie Nikotin. Das merken Sie nicht, weil Sie ja von morgens bis abends ohne gesellschaftliche Hindernisse Kaffee kaufen und trinken können. Doch wenn Sie sich einmal den Spaß gönnen, eine Woche lang auf Kaffee zu verzichten, dann wissen Sie, wovon wir sprechen. Ein befreundetes Pärchen hat diese Erfahrung ohne sein Wissen gemacht, als es sich in Marokko Instantkaffee kaufte, ohne zu bemerken, dass er entkoffeiniert war. Nach drei Tagen kam bei den beiden der »Mann mit dem Hammer« vorbei und sie dachten schon, sie hätten sich irgendeine ganz schreckliche afrikanische Krankheit zugezogen. Doch tatsächlich waren sie nur hyperschlapp, schlecht gelaunt und hatten Kopfschmerzen, weil ihr Körper auf Koffeinentzug war.

Was Tee und Kaffee betrifft, sollten Sie ganz pragmatisch sein. Sie können diese Getränke trinken, ohne dass Sie gesundheitlichen Schaden nehmen. Aber wenn Sie den Schritt wagen und von beiden Getränken lassen, werden Sie feststellen, dass der Verzicht auf koffeinhaltige Getränke Ihr Leben einfacher macht. Denn Sie müssen nicht den ganzen Tag für Nachschub sorgen. Wovon Sie auf jeden Fall lassen sollten, sind chemische Zusätze in Getränken. Das ist schon bei aromatisiertem Tee der Fall. Natürlich schlummern heutzutage in vielen industriellen Kaffeeprodukten ebenfalls Aromastoffe. Wenn Sie Kaffee oder Tee trinken wollen, dann geben Sie ein paar Euro mehr dafür aus und kaufen Sie gute Qualität.

Shortcut: Die richtigen Getränke wählen

Typische Fehler:

- Auf den hohen Preis hereinfallen, denn teuer bedeutet nicht unbedingt gut. Künstliche Aromen schlummern auch in höchstpreisigen Produkten.
- Sich auf das schöne Etikett verlassen und die Zutatenliste nicht beachten
- An den Abnehmeffekt von Süßstoffen glauben. Unter dem Strich sind sie schlechter als Zucker.

So schaffen Sie es:

- Mit dem www der Getränke:
  - Wasser zum Durstlöschen
  - Wein für den Genuss (aber trocken muss er sein)
  - Wodka, wenn die Situation gesellschaftlich unausweichlich ist
- Wenn es gesüßte Getränke sein müssen, dann mit Zucker und nicht mit Süßstoff
- Zutatenlisten genau studieren

Ute an Rainer: »Meine Ansprüche waren zu hoch.« (2008)

»Du erwartest immer eine Eins plus von mir.« So brachtest du es mal auf den Punkt. Da ich ja mich schon so viel länger mit gesunder Ernährung beschäftigt hatte, hielt ich mich für die einzig wahre und unfehlbare Expertin in unserem Haushalt. Na klar, schon seit ungefähr 15 Jahren hatte ich immer wieder Bücher gelesen zum Thema und verschiedene Ernährungslehren rauf- und runterprobiert. Insbesondere vegetarische Ernährung, Vollwertkost und ein paar Jahre sogar vegane Ernährung.

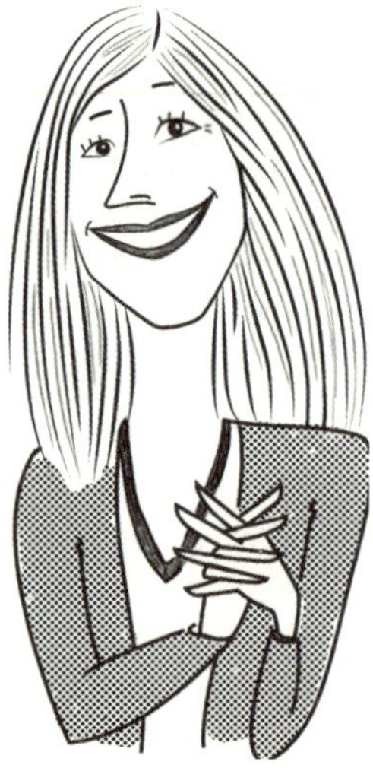

Seltsam fand ich nur, dass du dich so gar nicht anschicktest, es ganz genauso zu machen wie ich. Wo ich doch die Koryphäe war und alles schon gelesen hatte. Zum Beispiel interessiertest du dich sehr für die Paleo-Ernährung. Also eine Ernährungsweise, bei der man nur Lebensmittel isst, die auch Steinzeitmenschen schon zur Verfügung hatten. Gemüse, Fett und Eiweiß – die beiden Letzten in Form von Unmengen an Fleisch, Fisch und Eiern. Das hielt ich für eine echte Männerfantasie von gesundem Essen. Eine gute Entschuldigung quasi, um endlich mal ungehemmt mit viel Fleisch und Eiern zu prassen. Auch damals hatte ich schon wieder ab und zu Fleisch gegessen, weil ich nach Jahren Fleischabstinenz immer wieder Heißhunger darauf hatte. Aber mir war klar, dass so viel Fleisch und so viel Fett nicht gesund sein konnten. Deswegen hatte ich mich konsequenterweise erst gar nicht intensiver damit beschäftigt. Alles, was nicht in meine vegetarische Vollkornweisheit passte, hatte ich gekonnt ignoriert.

Dein Paleo-Experiment damals über drei Monate hat mich dann doch beeindruckt, weil sich deine Blutfettwerte enorm verbessert hatten, es dir sichtlich sehr gut ging und es ganz leicht für dich war, noch ein paar Kilo abzuspecken. Auf Dauer war es dann doch nichts für dich, weil der Hunger auf Kohlenhydrate wiederkam. Na gut, ich passte mich ein wenig an und aß mehr Eier und ein- bis zweimal in der Woche etwas Fleisch.

Dann las ich kritischere Artikel zum Thema Vollwert und war wirklich ratlos, denn meine heilige Vollwertkuh stand auf dem Prüfstand: Vollwertgetreide und Hülsenfrüchte enthalten Stoffe wie Phytine und Lektine, die sehr schwer verdaulich sind, dem Körper wichtige Nährstoffe entziehen und langfristig zu massiven Verdauungsproblemen führen. Oje – ich recherchierte weiter und fand die Lösung darin, dass es traditionelle Zubereitungsarten gibt, die Vollkorngetreide wieder bekömmlich machen: säuern oder einweichen. Das hilft wirklich – Verdauungsprobleme jeglicher Art ade.

Ähnlich ging es mir mit Tofu, dem Allheilmittel aller Vegetarier. Auch der hinkte offensichtlich seinem guten Ruf hinterher. Ab und zu ist es kein Problem, Tofu auf den Speiseplan zu setzen, aber als täglicher Eiweißlieferant, so lernte ich, ist Soja ungeeignet und kann durch seinen hohen Östrogenanteil sogar gesundheitliche Probleme verursachen.

Vielleicht bin ich da in meiner Konsequenz, gesunde Sachen zu essen, manchmal etwas übers Ziel hinausgeschossen, während du es grundsätzlich etwas lockerer angingst. Bloß nicht zu konsequent – lieber mal die eine oder andere Ausnahme. Hauptsache, die grobe Richtung stimmt. »Ich brauche keine Eins plus – eine Drei plus ist doch für mich schon grandios, wo ich doch vorher ernährungsmäßig bei Fünf minus war.« Recht hast du! Und ich konnte mir noch viel abgucken von dir. Und die *eine* Wahrheit gibt es sowieso nicht, sondern viele Möglichkeiten, sich gut zu ernähren. Jeder muss die Art finden, die zu ihm passt.

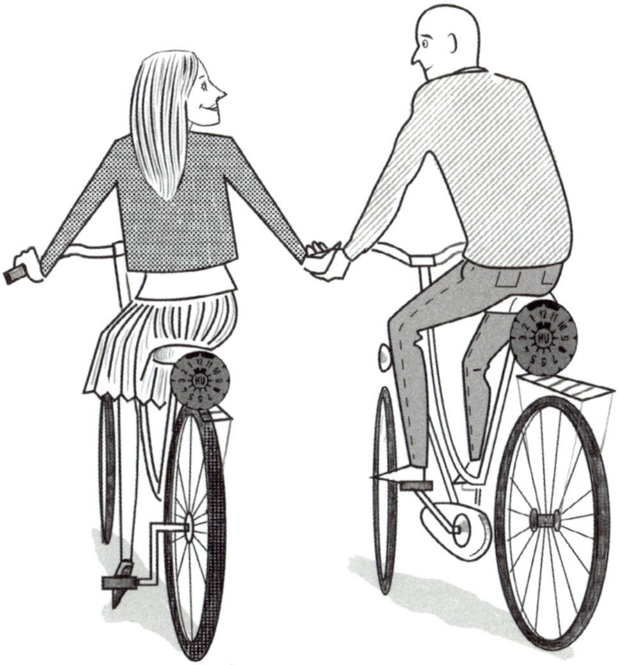

Schritt 3: Alltags-TÜV

Sie werden nur dann dauerhaft schlank und gesund leben, wenn Ihre Ernährung im Alltag besteht. Mit dem Alltags-TÜV machen Sie Ihre neue Ernährungsweise alltagstauglich.

Gekonnt durch die Untiefen des Alltags navigieren

Sind Sie bereit loszulegen? Wir hoffen, das letzte Kapitel hat Ihnen Lust gemacht, etwas Neues auszuprobieren. In diesem Kapitel wird es jetzt ganz konkret. Wir geben Ihnen eine Menge Anregungen, wie Sie eine gesunde, genussvolle Ernährung in Ihrem Alltag umsetzen können. Fassen wir noch einmal zusammen, worum es geht.

Die wichtigsten Säulen der Ernährung auf dem Weg zum Wohlfühlgewicht

- So wenig Chemie, Zucker und gehärtete Fette wie möglich
- Naturbelassene, unverarbeitete Nahrungsmittel, wie Sie Ihre Oma schon genutzt hat
- Ausreichend gute Fette und Eiweiß
- Wenige, aber langsame »gute« Kohlenhydrate
- Drei Hauptmahlzeiten statt über den Tag verteilt immer wieder etwas essen
- Stets satt essen
- Entspannt und gelassen bleiben. Es ist keine Turbodiät, sondern eine gesunde Ernährung mit langfristigem Abnehmerfolg

Wir haben viel experimentiert und geben Ihnen so viele Anregungen wie möglich. Das heißt aber nicht, dass Sie alles umsetzen müssen. Im Gegenteil: Suchen Sie sich das aus, was für Sie jetzt passt und worauf Sie Lust haben, es auszuprobieren. Denn wie wir ganz am Anfang schon gesagt haben: Vielleicht reicht es für Sie, eine Kleinigkeit zu verändern, und Sie verlieren schon die Kilos, die Ihnen jetzt schlechte Laune machen. Für manche reicht es, gesüßte Getränke wegzulassen. Das kostet keine Zeit und spart Geld. Für andere reicht es, von Weißbrot auf Vollkorn-Roggensauerteigbrot umzusteigen. Auch das ist sehr einfach möglich. Oder statt des Döner-Pita mittags das türkische Tagesgericht mit Reis zu essen, das im selben Imbiss angeboten wird. Und vielleicht haben Sie dann in ein paar Monaten Lust, noch einen Schritt weiter zu gehen, weil Sie Gefallen daran gefunden haben, weniger Junkfood zu essen. Lehnen Sie sich also entspannt zurück und picken Sie sich Ihre persönlichen »Rosinen« raus.

Der größte Fehler, den Sie machen können, ist, das ganze Projekt zu aufwendig anzugehen. Vielleicht kennen Sie das aus früheren Phasen: Da wird dann jeden Tag gekocht, jeden Tag ein neues Rezept ausprobiert, bis die Lust am aufwendigen Kochen verloren geht oder eine Phase kommt, in der Sie wenig Zeit dafür haben. Wann immer Sie Lust und Zeit dafür haben, ist es wunderbar, ausgiebig und aufwendig zu kochen. Das Entscheidende ist aber: Wie können Sie neue Routinen entwickeln, die auch funktionieren, wenn der Alltag mal unvorhergesehen stressig wird? Wie ist Ihr Plan B, wenn Sie keine Zeit (oder keine Lust) zum Kochen haben?

So bleiben Sie am Ball:

- Tipps und Tricks für zeitsparendes Kochen
- Rezepte für schnelle und einfache Gerichte
- Eine Strategie für unterwegs finden: bei der Arbeit, im Restaurant oder bei Einladungen
- Eine gute Vorratshaltung, sodass immer etwas zu essen da ist

Gesund und lecker durch den Tag

Die erste Frage ist, was Sie in Zukunft noch essen wollen – jetzt haben wir so viele in unserer Kultur übliche Nahrungsmittel benannt, die uns letztlich dick machen. Was bleibt denn da noch übrig?

Das Frühstück – eine Philosophie für sich

Zum Frühstück muss es für die meisten schnell gehen. Damit es Ihnen Energie für den Arbeitstag gibt und bis zum Mittagessen vorhält, brauchen Sie neben langsamen Kohlenhydraten vor allem Fett und Eiweiß.

Brot oder Brötchen mit Marmelade Fangen wir mit einem ganz normalen Tag an: Was essen Sie üblicherweise zum Frühstück? Wenn Sie wie die Mehrheit der Deutschen frühstücken, wird es Brot oder Brötchen mit Marmelade, Käse oder Nuss-Nugat-Creme geben. Also im Wesentlichen Auszugsmehl (Weizen) und viel Zucker. Ein Overkill an schnellen Kohlenhydraten, die Ihren Blutzucker schnell ansteigen und genauso schnell abfallen lassen. Der nächste Heißhunger nach ein bis zwei Stunden ist programmiert. Außerdem macht dieses Frühstück schnell müde. Rainer hätte sich früher nach diesem Frühstück sofort wieder ins Bett legen können, weil er so müde war.

Was ist denn nun ein gesundes Frühstück? An dieser Frage scheiden sich die Geister.

Müsli Die zweithäufigste Variante ist Müsli mit Joghurt oder Milch. Es hat sich etabliert, weil es als sehr gesund gilt und außerdem unschlagbar schnell anzurichten ist. Es stimmt – es ist sehr viel besser als Brötchen mit Marmelade, weil es aus Vollkorngetreide wie zum Beispiel Haferflocken besteht. Aber Achtung, wenn Sie Fertigmüslis wählen, entscheiden Sie sich, ohne es zu wollen, meist für oft große Mengen an Zucker und anderen Zusatzstoffen. Das gilt auch für Bio-Fertigmüslis. Auch Cornflakes oder andere knusprige Frühstücksflocken sind in der Regel reine Zuckerbomben. Schauen Sie aufs Etikett.

Es sollten nur Inhaltsstoffe enthalten sein, die Sie selbst zusammenmischen könnten – und natürlich kein Zucker. Wenn Sie Müsli essen möchten, dann nur ohne Zusatzstoffe und Zucker oder selbst gemischt aus Flocken, Nüssen, Obst und Naturjoghurt. Was Sie sich zusammenmischen, können Sie ganz nach Geschmack zusammenstellen. Da kann sich auch jeder in der Familie das eigene Wunschmüsli kreieren, zum Beispiel

- feine Haferflocken, Naturjoghurt mit 3,8 Prozent Fettgehalt, eine Handvoll Bananen- und Apfelstücke hinzu, 4 Walnüsse, 1 EL Leinöl
- Amaranth- und Haferflocken, etwas Wasser, ein Klecks geschlagene Sahne, Himbeeren und Heidelbeeren, eine Handvoll gehackte Haselnüsse
- Quinoa- und Haferflocken, Naturjoghurt, 1 EL Rosinen, 1 EL Kokosraspel, 1 Prise Zimt und 1 Prise ungesüßtes Kakaopulver

Achten Sie auf ausreichend Fett aus Nüssen oder Leinöl. Keine Sorge, der Eigengeschmack des Leinöls kommt nicht durch. Dass Sie genug Fett im Frühstück zu sich genommen haben, merken Sie daran, dass Sie bis zum Mittagessen gesättigt sind. Zusätzlich können Sie ein Frühstücksei mit dem Müsli essen – dann hält das Frühstück noch besser vor.

Achtung: Wenn Sie bislang sehr süßes Frühstück gewohnt waren, wird Ihnen dieses Müsli ohne Zucker, Honig & Co. zuerst zu fade schmecken. Der Genuss kommt erst, wenn sich Ihre Geschmacksnerven den übersüßten Geschmack abgewöhnt haben. Wenn Ihnen das zu hart ist für den Anfang, können Sie Ihre Süßdosis auch Schritt für Schritt runterfahren.

Oder Sie steigen direkt auf ein herzhaftes Frühstück um. Da gibt es mehrere Varianten.

Müsli ist eine sehr gute Möglichkeit für ab und zu – zum Beispiel im Urlaub oder wenn es mal schnell gehen muss. Wenn Müsli Ihnen Verdauungsbeschwerden verursacht, dann finden Sie bei den nächsten Vorschlägen etwas bekömmlichere Varianten.

Vollkornroggenbrot aus Natursauerteig In heutigem Brot stecken viele chemische Stoffe. Ohne Emulgatoren, Enzyme und andere Helferlein ist die Gewinnspanne in der konventionellen Produktion zu gering. Diese Stoffe schädigen Ihre Verdauungsbakterien. Brot ohne Zusatzstoffe bekommen Sie nur in der Bio-Bäckerei.

Wir empfehlen Bio-Roggenbrot aus 100 Prozent Vollkornroggen, das mit Natursauerteig hergestellt wird. Dieses Brot vertragen Sie auch, wenn Sie sonst Probleme mit Vollkorn haben, denn durch die Natursäuerung wird das Brot sehr bekömmlich. Es wird außerdem weit besser vertragen als Weizenvollkornbrote. Es hält lange vor und Sie sparen sich dadurch einen Snack am Vormittag. Ein weiterer Vorteil ist, dass dieses Brot sehr lange frisch bleibt und Sie davon problemlos eine Woche lang essen können. Sie können solches Brot auch im Internet bestellen, wenn es keine Biobäckerei in Ihrer Nähe gibt.

Ute: »Weißmehl ließ mich zunehmen.«

Ich habe vor ca. 15 Jahren mal auf einem Wanderurlaub auf Korsika ein unfreiwilliges Experiment zum Thema »Wie verändert sich mein Gewicht durch Vollkornmehl?« gemacht. Damals hatte ich mich schon seit bestimmt zehn Jahren nur noch von Vollkorn- statt Weißbrot ernährt. Sogar in europäischen Urlaubsländern fand ich fast immer das berühmte deutsche Roggenvollkornbrot, natürlich abgepackt. Nicht aber auf Korsika, denn wir gingen einen Hüttenwanderweg und waren 14 Tage lang weitab von jeglicher Zivilisation. Auf den Hütten gab es abends warmes, sehr leckeres korsisches Essen. Zum Frühstück und als Proviant für den Tag gab es aber nur Weißbrot, Käse und Wurst. Auch Käse und Wurst aß ich zu Hause nur ab und zu. Innerhalb von nur zwei Wochen nahm ich sage und schreibe vier Kilo zu – und das, obwohl wir den ganzen Tag gewandert waren. Für mich ein eindrücklicher Beweis, dass die Kombination von Weißmehl, Käse und Wurst ein Garant für Bauchspeck ist.

Aufs Brot Tahin (Sesammus) ohne Salz ist ein perfekter Brotaufstrich. Ebenso gut ist frische Avocado. Wichtig ist, dass Sie die Avocado so lange lagern, bis sie so weich ist, dass Sie sie einfach aufs Brot streichen können. Nach Geschmack können Sie etwas Salz oder ein paar Tropfen Zitronensaft daraufträufeln – sie schmeckt aber auch pur. Als Streichunterlage dürfen Sie gerne reichlich Butter benutzen. Tahin bekommen Sie im Bioladen, im Reformhaus, in einigen Supermärkten oder im Internet. Als Eiweißquelle bietet sich das klassische Frühstücksei an. Oder für den, der es mag: Fisch als Brotbelag. Oder selbst gemachter Bohnen- oder Linsenaufstrich. Streichkäse ist ebenfalls eine Möglichkeit. Ab und zu Käse oder Wurst ist in Ordnung, es sollte aber nicht der Hauptbrotbelag sein, da Hartkäse und Wurst schnell ansetzen.

Hier ein leckeres Rezept für einen Frühstücksaufstrich:

Linsenaufstrich – der schnellste Aufstrich der Welt

Für 4 Portionen

125 g rote Linsen • 1 TL Kurkuma • 1 TL gemahlener Kreuzkümmel • ein paar Spritzer frisch gepresster Zitronensaft

- Linsen über Nacht in Wasser einweichen. Am nächsten Tag unter reichlich fließendem Wasser abspülen und mit frischem Wasser aufsetzen, sodass die Linsen so gerade bedeckt sind. Zum Kochen bringen und 10 Minuten auf kleiner Flamme köcheln lassen, salzen und Kurkuma, Kreuzkümmel und Zitronensaft dazugeben.

Tipp: Warm als Beilage essen, an nächsten Tag als Brotbelag. Der Aufstrich schmeckt auch mit anderen Linsensorten. Diese müssen dann aber länger kochen.

Warmer Getreidebrei liegt bei uns im Trend, meist unter dem Namen Porridge. Warmes Frühstück tut gut und ist für die meisten Menschen auf der Welt immer noch der Standard. Bevor die Nahrungsmittelindustrie bei uns Einzug gehalten hat, war auch bei uns das warme Frühstück üblich. Im Supermarkt und im Bioladen gibt es ein reichhaltiges Angebot verschiedener Mischungen, die man einfach mit heißem Wasser anrührt. Wir empfehlen unbedingt, den Getreidebrei selbst zuzubereiten – zum einen ist es sehr einfach und zum anderen können Sie ihn so bekömmlich zubereiten, dass Sie darüber auch langfristig Ihre Darmflora gesund halten. Nicht zuletzt ist es viel preiswerter als die fertigen Breimischungen aus dem Biosupermarkt.

Es gibt außerdem noch einen logistischen Vorteil eines warmen Frühstücks: Zum Frühstück sind die meisten Menschen zu Hause. Es ist einfach möglich, mal eben etwas aus dem Kühlschrank aufzuwärmen oder etwas garen zu lassen, während Sie unter der Dusche stehen. Die Variante Brotessen können Sie sich dann für eine spätere Mahlzeit lassen, wenn Sie unterwegs sind.

Grundrezept Quinoabrei

Für 4 Portionen

250 g Quinoa • ½ TL Salz • 1 EL Kokosfett oder Butter • Nüsse nach Wahl

- Quinoa über Nacht in reichlich kaltem Wasser einweichen. Am nächsten Tag in einem großen Sieb mit reichlich kaltem Wasser abspülen. Mit 1 l Wasser in einem ausreichend großen Topf aufsetzen (damit es nicht überkocht) und zum Kochen bringen, Salz dazugeben und 20 Minuten köcheln lassen.
- Kokosfett oder Butter und Nüsse nach Wahl auf die Frühstücksportion geben.

Tipp: In den nächsten Tagen können Sie Reste vom Brei wieder aufwärmen: wenig Wasser in einem Topf aufkochen, den Brei dazugeben, sofort die Hitze ausstellen und den Brei 5 Minuten in diesem Wasserbad warm werden lassen.

Jetzt brauchen Sie noch Eiweiß dazu: ein Frühstücksei zum Beispiel. Oder wenn Sie es exotischer mögen, wollen wir Ihnen diese Frühstücksvariante nicht vorenthalten: eine Gemüsesuppe mit Einlage. Das ist die Variante, für die wir uns entschieden haben und die uns wirklich glücklich macht.

Misosuppe Vielleicht kennen Sie das aus manchen Hotels – dort wird zum Frühstück Suppe angeboten und vor allem die asiatischen Gäste nutzen dieses Angebot mit Begeisterung. In Fernost hat sich der Brauch einer Suppe zum Frühstück erhalten. Dort gibt es morgens Misosuppe mit Fisch oder Fleisch als Einlage. Das ist für unsere Geschmacksnerven erst einmal sehr ungewohnt, denn wir haben uns an kaltes und süßes Frühstück gewohnt. Deftiges warmes Frühstück kennen wir aber auch in unseren Breiten, zum Beispiel die berühmten Baked Beans aus England oder Rührei mit Schinken. In der traditionellen chinesischen Medizin gilt eine Suppe als das ideale Frühstück, denn sie stärkt die Verdauung, bringt Energie und soll uns ausgeglichen und entspannt in den Tag starten lassen.

Misosuppe

für 4 Tage

1 Zwiebel • 2 EL Kokosöl • Gemüse nach Wahl (zum Beispiel 2 Möhren, 1 kleine Süßkartoffel, ½ Stange Bleichsellerie) • als Einlage: Fleisch, Fisch oder Hülsenfrüchte vom Vortag oder 1 verrührtes Ei • ½ TL Misopaste • gehackte Petersilie nach Geschmack

- Zwiebel würfeln und im Kokosöl andünsten. Das Gemüse in Würfel schneiden und zu den Zwiebeln geben. Dann das alles mit etwa 1 l Wasser bedecken, zum Kochen bringen und ca. 10 Minuten garen lassen. Die Einlage hineingeben.
- Dann die Misopaste auf dem Teller zerdrücken und nach Geschmack gehackte Petersilie dazugeben.

Tipp: Das dauert 15 Minuten. Kochen Sie eine größere Menge – wir kochen ungefähr für vier Tage und lagern den Topf mit der Suppe im Kühlschrank. Das Schnippeln des Gemüses dauert nicht länger, als Obst fürs Müsli zu schneiden. Und Sie haben für vier Tage Vorrat und brauchen es nur aus dem Kühlschrank zu holen und aufzuwärmen.

Andere warme Frühstücke Natürlich können Sie sich ein warmes Frühstück komplett nach Ihrem Geschmack auch ganz anders zubereiten. Zum Beispiel Baked Beans mit Rührei und Gemüse. Wichtig ist eben, dass ausreichend Eiweiß und gutes Fett dabei sind.

Frühstücksroutine Wir Menschen mögen Abwechslung in unserem Essen und möchten nicht jeden Tag das Gleiche essen. Interessanterweise gilt das nicht fürs Frühstück. Da essen die meisten exakt das Gleiche jeden Tag, und zwar über Jahre und Jahrzehnte. Wir vermuten, es liegt daran, dass wir morgens früh direkt nach dem Aufstehen einfach nicht nachdenken wollen, sondern mit einer bewährten Routine in den Tag starten möchten. Wir machen es auch so. Ute isst jeden Morgen etwas Getreidebrei (Hafer oder Quinoa) mit Nüssen und Kokosfett. Dazu einen Teller Misosuppe mit Ei. Rainer tut sich etwas Reis und Kokosfett in die Misosuppe und kommt damit ebenfalls gut bis zum Mittagessen aus. Machen Sie es, wie Sie mögen. Wenn Sie die Abwechslung auch beim Frühstück lieben, dann haben Sie jetzt vielleicht neue Ideen bekommen.

Für welches Frühstück entscheide ich mich?

Nicht empfehlenswert	Gesund gedacht, aber auch nicht besser	Gute Alternative	Für Fortgeschrittene und Experimentierfreudige
Brötchen mit Marmelade, Nuss-Nugat-Creme o. Ä.	Graubrot mit Diätmarmelade und Margarine	Roggenvollkornbrot aus Natursauerteig mit Butter und Nussmus, Avocado, Streichkäse, dazu ein Frühstücksei oder Rührei (oder alternativ als Eiweiß: Fisch oder Bohnenaufstrich)	Misosuppe mit Einlage (Ei, Fleisch, Fisch oder Hülsenfrüchte), dazu Getreidebrei oder Roggenvollkornbrot
	Fertigmüsli mit Zucker und anderen Zusatzstoffen, gemischt mit Fruchtjoghurt	Müsli aus Getreideflocken, Trockenfrüchten, Obst und Nüssen mit Naturjoghurt und 1–2 EL Leinöl, dazu ein Frühstücksei	
	Fertigmischung für warmen Getreidebrei mit Zucker oder Zuckeraustauschstoffen	Fertigmischung ohne Zucker oder Zuckeraustauschstoffe, 1 gehäufter EL Butter oder Kokosöl, dazu ein Frühstücksei	Selbst gemachter Getreidebrei, z. B. aus Hafer, Hirse oder Quinoa, mit Nüssen und 1 gehäuften EL Butter oder Kokosfett, dazu ein Frühstücksei

Mittagessen

Auch zum Mittagessen muss es für die meisten Menschen schnell gehen. Eine halbe bis eine Dreiviertelstunde Mittagspause müssen zum Essen reichen. Da gibt es in der Regel keine Zeit zum Kochen. Wenn Sie mittags an Ihrem Arbeitsplatz sind, bieten sich grundsätzlich zwei Möglichkeiten an: etwas zu essen mitzubringen oder essen zu gehen.

Essen mitbringen wie bei Opa Das war früher die klassische Variante – den Henkelmann oder die Butterbrotdose mit zur Arbeit nehmen. Wenn wir unterwegs sind, lieben wir es, warmes Mittagessen aus dem Henkelmann zu essen. Reste vom Vorabend oder Reste der Frühstücksuppe mit etwas Reis drin – das perfekte Mittagessen.

Wenn Sie morgens nichts warm machen möchten, können Sie als Alternative etwas Kaltes mitnehmen. Das wärmen Sie dann entweder an Ihrer Arbeitsstelle auf oder essen es kalt, zum Beispiel als Reissalat.

Fünf einfache Reissalate

Für beliebig viele Portionen

1. Kidneybohnen und Reste von gekochten Möhren oder Kürbis *oder* 2. gekochte Rote Bete, Gewürzgurken und 1 hart gekochtes Ei (schmeckt auch super mit Buchweizen statt Reis) *oder* 3. Sardellen und reichlich Basilikum *oder* 4. Möhren, 1 hart gekochtes Ei, reichlich glatte Petersilie *oder* 5. dicke weiße Bohnen und Rucola • gekochter Reis vom Vortag • Salz • Olivenöl • ein paar Spritzer Zitronensaft oder Ume-Su (japanische Würzsauce)

- Alle Zutaten in mundgerechte Stücke schneiden und in der gewünschten Menge mit dem Reis vermischen. Salzen, mit reichlich Olivenöl und nach Geschmack ein paar Spritzer Zitronensaft oder Ume-Su vermengen, in eine Dose zum Mitnehmen füllen – fertig. Der Saat lässt sich für zwei oder drei Tage vorbereiten.

Essen an der Bude Das Wichtigste ist, Geschmacksverstärker und Zucker zu meiden, weil vor allem diese beiden Zutaten Ihnen wieder Hunger auf mehr und vor allem auf Ungesundes, Hochkalorisches machen. Problematisch sind Fleischgerichte wie Gyros oder gegrillte Hähnchen, weil sie schon mit Gewürzzubereitungen an die Schnellimbisse geliefert werden, die eine Menge Zusatzstoffe und Geschmacksverstärker enthalten. Das gilt auch für Currywurst und Currysauce. Dazu gibt es meist Weißbrot. Sie nehmen also Auszugsmehl, Geschmacksverstärker und billiges, minderwertiges Fleisch zu sich. Ähnlich ist es mit dem beliebten belegten Baguette mit Käse oder Wurst und Fertigsaucen, genauso wie mit Pizza auf die Hand.

Zur Not, wenn es mal wirklich nicht anders geht, entscheiden wir uns für Pommes, nur gesalzen oder mit Mayonnaise. Denn in Mayonnaise sind zwar meist auch Zusatzstoffe, aber kein Geschmacksverstärker und keine großen Mengen an Zucker, stattdessen Fett und Ei. Damit ist Mayo definitiv die bessere Variante als Ketchup, in dem sich klassischerweise Chemie, unglaublich viel Zucker und Geschmacksverstärker verbergen.

Essen in Restaurant oder Kantine Essen Sie puristisch. Meiden Sie Saucen, da in deutschen Restaurants meistens Convenienceprodukte verwendet werden. Das sind Fertigprodukte, die nur aufgewärmt werden müssen. Da weiß dann meist noch nicht mal die Küche, was wirklich drin ist. In der Regel viele Zusatzstoffe und oft Geschmacksverstärker. Eine gute Alternative ist zerlassene Butter, die kann man so gut wie immer bekommen statt der Saucen, die auf der Karte stehen. Aber Achtung: Wählen Sie keine Kräuterbutter, das sind meist wieder Fertigzubereitungen mit Zusatzstoffen. Der Vorteil, wenn Sie die Saucen weglassen, ist außerdem, dass Sie sich nach dem Essen frischer fühlen. Das »Suppenkoma« nach dem Mittagessen bleibt aus, denn gerade Sahne- und Mehlsaucen machen müde. Probieren Sie es aus. Auch beim Salat empfehlen wir: Wählen Sie Essig und Öl pur statt fertige Dressings – auch das können Sie in der Regel so bestellen. Auch Suppen sind leider oft mit Brühwürfeln gewürzt und damit geschmacksverstärkerverdächtig.

Eine gute Wahl im Restaurant sind zum Beispiel: Fisch natur mit Salzkartoffeln, zerlassener Butter und Gemüse oder Salat, Steak natur mit Reis und Gemüse oder Salat, Spiegelei mit Salzkartoffeln und Gemüse oder Salat.

Vielleicht finden Sie auch in Ihrem Ort ein Restaurant, das nur frisch kocht oder wo Sie fragen können, was in der Suppe drin ist – zum Glück gibt es auch wieder mehr Gastronomiebetreiber, die sich auf gute Zutaten und traditionelle Zubereitungsweisen rückbesinnen. Bei uns gibt es zum Beispiel eine Suppenküche, in der der Gemüse- bzw. Fleischfond selbst angesetzt wird. Wunderbar für ein schnelles Mittagessen. Gerade ausländische Küchen haben nicht unsere Brühwürfeltradition – da haben Sie dann gute Chancen auf ein chemiefreies Essen, vorausgesetzt, es ist selbst gekocht. Wir haben zum Beispiel ein persisches Schnellrestaurant und ein indisches Restaurant in unserer Nähe, wo ohne Zusatzstoffe gekocht wird und es hervorragend schmeckt – eben wie selbst gekocht. Gar nicht so selten gibt es auch in türkischen Imbissen ein selbst gekochtes gutes Tagesgericht – meist eine Fleisch- und eine vegetarische Variante und fast immer die Option, Reis dazu zu essen. Eine gute Möglichkeit sind auch asiatische Wokküchen, wo Sie darum bitten können, dass der Geschmacksverstärker weggelassen wird. Daran sind die Mitarbeiter dort in der Regel schon gewöhnt und es ist problemlos möglich. Sushibars sind ebenfalls eine gute und leckere Alternative.

Wir geben zu: Ganz so schnell wie reines Fastfood auf die Hand geht es nicht. Es wird auch etwas mehr kosten als Pita-Gyros oder die Currywurst. Falls Ihnen das zu teuer ist, empfehlen wir, zwischen selbst mitgebrachtem Essen und Auswärtsessen abzuwechseln. Aber die meisten der vorgeschlagenen Alternativen sind schnell verfügbar. Außerdem lässt sich das Essen besser genießen, wenn Sie sich in Ruhe hinsetzen. Und es wird Ihnen hoffentlich mit der Zeit besser schmecken, als Junkfood Ihnen je geschmeckt hat.

Denn Sie haben nur Hunger auf Junk und Co, *weil* Sie davon oft essen. Je weniger Chemie und Geschmacksverstärker Sie zu sich nehmen, desto weniger wird es Ihnen schmecken. Und gut gesättigt fühlt man sich danach auch nicht. Überfressen schon eher, aber nicht zufrieden satt. Machen Sie den Test. Leben Sie zwei Wochen ohne Junkfood und vor allem ohne Geschmacksverstärker und Sie werden anfangen, die besseren Zutaten zu genießen. Wenn es Ihnen zwei Wochen gutgetan hat, wollen Sie das Experiment vielleicht um zwei Wochen verlängern und dann vielleicht noch einmal, bis Sie merken, dass Sie nichts mehr vermissen.

Abendessen: Spaß oder Stress?

Kochen Sie gerne? Wunderbar, dann brauchen Sie nur ein paar Tipps, wie Sie Ihre bisherigen Gerichte so pimpen können, dass sie Sie beim Abnehmen unterstützen. Kochen Sie bislang gar nicht oder zumindest gar nicht gerne? Dann möchten wir Ihnen eine Reihe Gerichte ans Herz legen, die wirklich einfach und schnell zuzubereiten sind und kein kulinarisches Geheimwissen erfordern. Wir kochen sehr einfach und immer mit ähnlichen Zutaten, aber trotzdem sehr schmackhaft. Unsere Anforderungen an selbst zubereitetes Essen:

- Es soll schmecken – vor allem uns selbst, aber idealerweise auch unseren Gästen, anderen Familienmitgliedern, Kindern und anderen Menschen, die ganz »normal« essen.
- Wenn wir keine Lust oder keine Zeit zu kochen haben, brauchen wir immer etwas im Haus, mit dem wir superschnell etwas Gutes zubereiten können.

Enorm wichtig: schnelle Gerichte

Damit Sie dauerhaft dranbleiben, ist aus unserer Erfahrung das Wichtigste, schnelle Gerichte parat zu haben, die all das bieten, was Sie für Ihre neue Ernährung brauchen: gute Zutaten ohne Chemie und Zucker sowie wenige langsame Kohlenhydrate und ausreichend Fett und Eiweiß.

Unsere schnellen Favoriten

- Rührei mit Gemüse. Schnell und lecker sind zum Beispiel Zucchini-Rührei oder Chicorée-Rührei
- Radicchiopfanne mit Schafskäse und Tamari
- Die kalte Variante: grüner Salat mit Nüssen, Hülsenfrüchten, Fischresten, gekochtem Ei oder was der Kühlschrank sonst noch so hergibt

Wenn im Kühlschrank nichts Fertiges parat ist, bietet es sich an, immer ein paar Fertigprodukte im Haus zu haben. Wichtig ist, dass sie ohne Zusatzstoffe sind, vor allem ohne Geschmacksverstärker. Zum Beispiel:

- gekochte Rote Bete (in Scheiben schneiden und mit Sesam bestreuen)
- Fisch aus der Dose (in Wasser oder Olivenöl), TK-Fisch
- Kichererbsen, Kidneybohnen oder andere Hülsenfrüchte aus dem Glas (darauf achten, dass außer den Bohnen nur Wasser und Salz unter den Inhaltsstoffen sind)

Eine Liebeserklärung an den Reis

Reis ist super für die schnelle Küche, wenn man ihn auf Vorrat kocht. Rainer mochte Reis nie so richtig – erst recht keinen Vollkornreis, der war ihm viel zu dröge. Außerdem war Reis unpraktisch, weil er so lange kocht und sich dann schlecht im selben Topf wieder aufwärmen lässt, weil er so klebrig ist. Eine echte Geschmacksverbesserung haben wir durch Zufall entdeckt, und zwar als wir anfingen, den Reis über Nacht einzuweichen, damit er besser verträglich ist. Dadurch bekommt er eine weichere und saftigere Konsistenz – ein bisschen wie Risottoreis. Seitdem mögen ihn sogar Utes Nichte und Neffe. Außerdem geben wir auf dem Teller jeweils einen Esslöffel Kokosfett darauf, so schmeckt der Reis noch besser. Am besten funktioniert das mit Vollkornrundkornreis. Wichtig ist auch, den Reis vor dem Kochen gründlich in einem Sieb abzuspülen und ihn dann mit frischem Wasser wieder aufzusetzen.

Nach dem Kochen kommt der Reis bei uns in eine flache Edelstahldose und in den Kühlschrank. Wann immer wir in den nächsten Tagen Reis essen möchten, geht das dann schneller als Nudeln zu kochen: In einem Topf etwas Wasser zum Kochen bringen, dann die gewünschte Menge Reis einfüllen und die Platte auf kleinste Stufe stellen. Nach einer Minute ist der Reis essfertig. Dann kommt je nach Geschmack reichlich Kokosfett oder Butter darüber. Also brauchen wir uns nur noch um Gemüse und eine eiweißreiche Zutat zu kümmern, also zum Beispiel Fisch oder ein Rührei zu braten.

Bereiten Sie den Reis in den nächsten Tagen auf unterschiedliche Arten zu: als Reissalat, in der Gemüsesuppe, als Beilage zu Fisch, als Gemüse-Risotto, er schmeckt sogar als Frühstücksbrei mit Nüssen und Butter, wenn Sie das mögen. Oder Sie würzen ihn als Beilage am nächsten Tag etwas anders: zum Beispiel mit Curry oder Kurkuma, mit Kokosflocken und Rosinen oder mit Cashewkernen. Und wenn Sie jetzt sagen, dass Ihnen das zu wenig abwechslungsreich ist, denken Sie daran, dass wir in unserer Kultur normalerweise den ganzen Tag Weizen zu uns nehmen: als Brot, Nudeln, Pizza, Kuchen und in Saucen.

Vorratsküche

Andere Getreidesorten, Hülsenfrüchte oder Fisch können Sie ebenfalls für mehrere Tage zubereiten. Hier ein paar Anregungen:

- Fisch mit Zitrone und Dill zu Gemüse und Reis oder Kartoffeln, kalt als Brotbelag, als Einlage in der Gemüsesuppe, kalt als Salat mit grünem Salat und Reis
- rote Linsen als Beilage, in der Suppe, als Brotaufstrich, mit grünem Salat oder mit Hirse als Salat
- Hirse als Beilage, in der Suppe, mit Ei, Kräutern der Provence und etwas geriebenem Käse vermischt als Buletten gebraten, erkaltete Hirse in 1 cm dicke Scheiben schneiden und in reichlich Butter anbraten – sehr lecker

Auch bei Gemüse lohnt es sich, auf Vorrat zu kochen. Vor allem im Sommer können Sie zum Beispiel Gemüsereste aus dem Kühlschrank auch kalt essen: einfach Olivenöl und ein paar Spritzer Zitrone drauf – fertig. Das schmeckt wunderbar mit Blumenkohl, Brokkoli, Zucchini, Möhren, Fenchel.

Sie können auch am Wochenende einen Topf mit hart gekochten Eiern für die Woche vorbereiten. Die halten sich mindestens eine Woche im Kühlschrank und sind perfekt als Snack zum Mitnehmen oder fürs Abendbrot.

Ebenso lohnt es sich, Nüsse wie Mandeln, Walnüsse oder Haselnüsse in größerer Menge auf Vorrat zu rösten. Dann haben Sie sie immer als schnelle leckere Zutat fürs Müsli parat, für Salat oder auf dem Gemüse eignen sich je nach Geschmack auch Sesam oder Kürbiskerne. Oder Sie mischen geröstete Cashewkerne in den Reis. Geben Sie die Nüsse ohne Fett in eine trockene Pfanne und rösten Sie sie auf kleiner Stufe, bis sie angenehm duften. Dabei mehrmals mit einem Holzlöffel umrühren. Oder Sie geben die Nüsse auf ein Blech und nutzen die Nachhitze des Ofens, nachdem Sie etwas darin gebacken haben, eventuell müssen sie den Ofen noch fünf Minuten länger anlassen, nachdem Sie das Blech hineingeschoben haben. Dann abkühlen lassen und in einer Tupperdose oder einem verschließbaren Glas aufbewahren.

Bewährt hat sich auch ein Suppentag in der Woche – vielleicht kennen Sie das noch von zu Hause oder von Ihrer Oma. Wenn Sie gerne Suppe oder Eintopf mögen, kochen Sie einmal in der Woche einen großen Topf und wärmen Sie dann in den nächsten Tagen einfach die Suppe auf. Wir empfehlen, entweder eine reine Gemüsesuppe zu kochen oder Gemüse mit Fleisch sowie Reis oder Hülsenfrüchte erst kurz vorm Essen dazuzugeben. Dann sind Sie flexibler und können die Suppe mal mit Reis, mal mit Brot und mal mit Hülsenfrüchten essen.

Hier ein paar einfache Suppenrezepte, die aufgewärmt mindestens so gut schmecken wie frisch gekocht.

Suppe für Faule (Suppe à la Norbert)

Für 4 Portionen

400 g Suppenfleisch (vom Rind) • 1 Lorbeerblatt • 3 Gewürznelken • 1 TL Salz • 800 g Gemüse (Möhren, Petersilienwurzeln, Mairübchen, Kartoffeln) • 1 Bund Petersilie • Salz • frisch gemahlener schwarzer Pfeffer

- Das Suppenfleisch mit ca. 2 l kaltem Wasser, Lorbeerblatt, Nelken und Salz aufsetzen und zum Kochen bringen.
- Das Gemüse schälen und jeweils mit einem Schnitt in zwei Hälften teilen. Nach 1 Stunde in die kochende Suppe geben. Alles bei schwacher Hitze ca. 45 Minuten garen lassen.
- Mit Salz und Pfeffer abschmecken und mit Petersilie garnieren.
- Sie können die Suppe mit Reis (oder anderem Getreide) oder Brot essen.

Tipp: Auch Kinder mögen diese einfachen Suppen sehr gerne und essen dann manchmal Zutaten, die sie in anderer Form nicht essen würden. Wir haben sie vor 25 Jahren in einer Hütte in den französischen Alpen von Norbert (sprich: »Norrbäähr«) abgeguckt. Norbert war der etwas verrückte Betreiber dieser Wanderhütte. Er hatte eine riesige Narbe am Kopf und erzählte uns, dass er nach einem schweren Unfall sein Gedächtnis verloren hatte und seitdem aus seinem alten Leben ausgestiegen war und diese Hütte betrieb. Für seine Gäste hatte er abends immer nur zwei Gerichte zur Auswahl: Käsefondue oder eben diese Suppe. Wir haben uns damals sehr über diese Suppe lustig gemacht, denn Norbert – offensichtlich ein pragmatischer Mensch – hatte das Gemüse in dieser Suppe einfach komplett mitgekocht. Also ganze Möhren, ganze Kartoffeln, weiße Rübchen (immerhin einmal in der Mitte durchgeschnitten) und Suppenfleisch – das war's. Uns schmeckte diese einfache Suppe hervorragend. Erst Jahre später habe ich erfahren, dass in der traditionellen chinesischen Medizin und in der

Makrobiotik diese Art der Gemüse- und Suppenzubereitung als besonders heilsam bei Magen- und Verdauungsproblemen gilt. Das Gemüse und auch die Brühe bekommen durch das lange Kochen eine leicht süße Note – sehr apart!

Gulaschsuppe mit Kürbis

Für 4 Portionen

1 Zwiebel • ein fingerdickes Stück Ingwer • 1 Knoblauchzehe • 400 g Kohlrabiblätter • 3 EL Kokosöl • 400 g Rindergulasch • 1 Lorbeerblatt • ca. 500 g Hokkaido-Kürbis (1 kleiner Kürbis) • ½ Bund Petersilie • Salz • frisch gemahlener schwarzer Pfeffer • 1–2 EL Balsamico-Essig oder Ume-Su

- Zwiebel, Ingwer und Knoblauch schälen. Zwiebel würfeln, Ingwer und Knoblauch sehr klein schneiden. Die Kohlrabiblätter waschen und in feine Streifen schneiden.
- Kokosöl in einem Topf erhitzen und Fleischstücke zusammen mit Zwiebeln, Knoblauch und Ingwer etwa 5 Minuten scharf anbraten. Mit ca. 1,5 l kaltem Wasser ablöschen. Das Lorbeerblatt und die Kohlrabiblätter dazugeben und bei geschlossenem Deckel 40–45 Minuten köcheln lassen.
- Kürbis waschen, in Spalten schneiden und von den Kernen befreien. In 1 cm große Würfel schneiden, in die Suppe geben und weitere 15 Minuten mitgaren, bis er bissfest ist. Petersilie waschen und hacken. Suppe mit Salz, Pfeffer und Balsamico-Essig oder Ume-Su abschmecken. Mit Petersilie bestreuen. Reis dazugeben oder Brot dazu essen.

Veggie-Variante Diese wie auch die Suppe für Faule können Sie auch vegetarisch abwandeln. Lassen Sie das Fleisch weg, kochen Sie also eine reine Gemüsesuppe aus den Zutaten und servieren Sie als Einlage Reste von Hülsenfrüchten dazu, zum Beispiel weiße Bohnen.

Wenn Sie kein Fleisch essen möchten, empfehlen wir, neben Hülsenfrüchten auch Ei und Fisch in den Speiseplan mit aufzunehmen. Sonst ist es sehr schwierig, sich auf Dauer mit ausreichend Nährstoffen (vor allem Vitamin B_{12}) zu versorgen.

Beispiel für einen Wochenplan

Mengenangaben für eine Person. Passen Sie die Mengen Ihrem persönlichen Bedarf an, sodass Sie jeweils drei bis vier Portionen über mehrere Tage davon essen können.

Freitag	
Vorbereitung	250 g Reis, 125 g Kidneybohnen jeweils in reichlich kaltem Wasser einweichen.

Samstag	
Frühstück	Müsli (z. B. Haferflocken mit Joghurt, Cashewkernen und Obst), 1 Frühstücksei
Mittagessen	Reis mit Fenchelgemüse und Kidneybohnen: Reis und Kidneybohnen jeweils in einem großen Sieb mit reichlich kaltem Wasser abspülen und wie gewohnt kochen. Fenchel mit Kreuzkümmel und Olivenöl im Backofen backen, 5 Minuten vor Schluss Oliven und etwas Schafskäse mitbacken. Rest Reis und Kidneybohnen in eine Dose umfüllen und für die nächsten Tage im Kühlschrank aufheben.
Abendessen	Roggenbrot mit Butter, Ziegenfrischkäse und Avocado

Sonntag	
Frühstück	Roggenbrot mit Butter, Avocado und Ziegenfrischkäse
Mittagessen	Grüner Salat mit Essig und Öl, Reis und Spiegelei: Grünen Salat waschen, Spiegelei braten, Reis am Ende in der Pfanne mit erwärmen.
Abendessen	Gulaschsuppe (S. 176) zubereiten (4 Portionen für die nächsten Tage), mit Kidneybohnen und Reis vom Vortag servieren.
Vorbereitung für die nächsten Tage	Den Rest der Gulaschsuppe im Kühlschrank für die nächsten Tage aufbewahren.

Montag	
Frühstück	Gulaschsuppe (S. 176) mit Brot
Mittagessen	Gulaschsuppe mit Reis
Abendessen	Fenchel-Kidneybohnen-Salat, Roggenbrot mit Butter: Fenchelgemüse mit Kidneybohnen, Olivenöl und etwas Zitronensaft oder Ume Su mischen.

Dienstag	
Frühstück	Müsli nach Wahl
Mittagessen	Essen gehen oder Sushi bestellen.
Abendessen	Gulaschsuppe (S. 176) mit Kidneybohnen, Roggenbrot mit Butter
Vorbereitung für die nächsten Tage	250 g Hirse einweichen, 5 Eier hart kochen.

Mittwoch	
Frühstück	Hirsebrei mit Kokosöl und Walnüssen, 1 Frühstücksei: Hirse abspülen und mit 1 l Salzwasser 20 Minuten köcheln lassen; evtl. Walnüsse rösten.
Mittagessen	Roggenbrot mit Ziegenfrischkäse und Salatblatt, 1 hart gekochtes Ei
Abendessen	Chicorée-Salat mit Walnüssen, Essig und Öl, 100 g Lachs, dazu Reis oder Hirse: Rote Linsen einweichen, Chicorée-Salat waschen und schneiden, 300 g Lachs braten, Reis oder Hirse mit erwärmen.
Vorbereitung für die nächsten Tage	Den Rest Lachs im Kühlschrank für die nächsten Tage aufbewahren. 150 g rote Linsen einweichen. Misosuppe (S. 165) vorkochen.

Donnerstag	
Frühstück	Misosuppe (S. 165) mit Ei und Hirse
Mittagessen	Roggenbrot mit Butter, Salatblatt und Rest Lachs als Brotbelag
Abendessen	Hirseschnitte mit Buttermöhren und roten Linsen: Möhrengemüse mit Rosmarin und Thymian, in Butter dünsten, Hirseschnitte aus dem Rest in Butter braten, rote Linsen aufsetzen, 10 Minuten kochen, nach dem Kochen salzen und nach Bedarf würzen (z. B. mit Kurkuma oder Kreuzkümmel).

Freitag	
Frühstück	Misosuppe mit Ei und Hirse
Mittagessen	Essen gehen: Wok-Gemüse mit Reis
Abendessen	Brot mit Butter und Linsenaufstrich, grüner Salat mit Kresse und etwas Schafskäse

Lieblingsrezepte pimpen

Die gute Nachricht ist: Sie können das, was Sie bislang gerne kochen, weiter essen, wenn Sie ein paar kleine Veränderungen vornehmen. Was haben Sie in Ihrem Gewürzregal stehen? In den meisten deutschen Haushalten gehört irgendeine Art von Instantbrühe dazu sowie Sojasauce. Dazu ein paar Fertigsaucen wie Salatdressings oder Grillsaucen. Wie Sie inzwischen wissen, beinhaltet vieles davon klassischerweise Geschmacksverstärker in irgendeiner Art.

Wir empfehlen, auf Instantbrühen komplett zu verzichten. Für die meisten stellt sich dann die Frage: Wie kriege ich denn Geschmack ans Essen, wenn ich die Gemüsebrühe weglasse?

Der gute Geschmack kommt durch:
- natürliche Zutaten ohne Chemie
- Fett wie Butter, Kokosfett oder Olivenöl als Geschmacksträger
- Kräuter und Gewürze
- bei Bedarf: gute Sojasauce ohne Zusätze (zum Beispiel Shoyu oder Tamari, s. u.)

Wir mögen es gerne einfach. Gemüse, Fisch oder Fleisch bereiten wir meist mit Kokosöl, Salz und Kräutern oder Gewürzen zu. Keine Sorge, Kokosöl hat einen sehr dezenten, angenehmen Geschmack und eignet sich hervorragend zum Kochen oder Braten von Fleisch, Fisch und Gemüse.

Wir lieben es, mit Kräutern und Gewürzen zu experimentieren. Viel falsch machen kann man nicht. Wenn Sie unsicher sind, hier ein paar einfache Tipps für Sie.

Frische Kräuter Sorgen Sie dafür, dass Sie frische Kräuter im Kühlschrank haben. Bei uns finden Sie zum Beispiel immer glatte Petersilie, frischen Dill und ein Kästchen Kresse im Kühlschrank. Die Kräuter einfach in ein Wasserglas mit etwas Wasser stellen, die Kresse etwas anfeuchten und in die Kühlschranktür stellen. So halten sie sich ca. eine Woche frisch. Dill passt zu jedem Fisch, in die Gemüsesuppe und in den Salat. Petersilie passt ebenfalls in Suppe oder Salat sowie zu Kartoffeln, Reis, Möhren, Blumenkohl, Süßkartoffeln … also zu fast allem. Kresse schmeckt im Salat oder mit Butter und Salz auf dem Brot. Wenn Sie Spaß daran haben, können Sie sich natürlich auch Kräuter im Topf fürs Küchenfensterbrett oder für den Balkon zulegen. Einfach zu halten und vielfach zu verwenden sind Rosmarin, Thymian und Basilikum. Frische Kräuter schmecken immer intensiver als getrocknete aus dem Gewürzstreuer.

Gewürze kaufen Sie am besten im Bioladen, da sie ein deutlich besseres Aroma haben – und dafür sind sie ja da: um guten Geschmack ans Essen zu bringen. Wenn Sie Gewürzmischungen nutzen (wie zum Beispiel Curry), achten Sie unbedingt auf die Zutatenliste. Denn auch da werden oft Zusatzstoffe und Geschmacksverstärker beigemischt, um den schwächeren Geschmack von minderwertigen Gewürzen auszugleichen. Das ist wirklich absurd, oder?

Probieren Sie zum Beispiel diese Kombinationen aus: 1 TL Kreuzkümmel (ganz oder gemahlen) zu Brokkoli, Fenchelgemüse oder Putenbruststreifen, 1 TL Anis (ganz oder gemahlen) zu Möhren oder Süßkartoffeln, 1 TL Kümmel und 1 TL Ume-Su zu Weißkohl, Wirsing oder Spitzkohl, 2 TL Rosmarin zu Möhren oder Süßkartoffeln, 1 TL Koriandersamen (gemahlen) zu Rührei, 2 TL Curry zu Rotbarschfilet (statt in Wasser in Kokosmilch garen), 1 Prise Muskatnuss, 1 EL Ziegenfrischkäse und ein paar Spritzer Zitrone zu Kohlrabi.

So wird's gemacht: Geben Sie zuerst 2 EL Kokosfett in den Topf, dann das Gewürz dazu, dann das geputzte und geschnittene Gemüse darin 1 bis 2 Minuten andünsten. Etwas Wasser angießen, salzen und garen lassen.

Sahne und Käse Wir Deutschen sind Weltmeister im Verzehr von Sahne und Käse im Essen. In keinem anderen Land wird so viel Sahne verzehrt wie bei uns. Wir nutzen diese Zutaten standardmäßig, um Geschmack an Suppen, Aufläufe oder Pfannengerichte zu bekommen. Damit wird aber durch die Menge jeglicher Eigengeschmack der sonstigen Zutraten übertönt. Außerdem setzt tierisches Fett bei gleicher Kalorienmenge mehr an als pflanzliches. Wir empfehlen Ihnen, Sahne und Käse eher wie ein Gewürz zu nutzen, also in wesentlich kleineren Mengen. Zum Beispiel statt 200 Gramm Sahne nur 50 Gramm in die Suppe geben. Oder statt 200 Gramm geriebenen Käse auf den Auflauf nur 80 Gramm. Sie kennen das ja schon – auch da werden sich mit der Zeit Ihre Geschmacksnerven verändern und Sie den Eigengeschmack von Gemüse intensiver wahrnehmen und honorieren. Probieren Sie auch aus, stattdessen ganz auf Kräuter, Gewürze und hochwertiges Fett umzusteigen.

Misten Sie den »Giftschrank« aus

Es ist zugegebenermaßen etwas provokant formuliert. Viele Zusatzstoffe sind Gift für unseren Körper. Wir brauchen sie nicht, sie schaden uns nur. Geschmacksverstärker & Co. versuchen, den Geschmack der Natur zu imitieren, bleiben aber um Längen hinter dem Original zurück. Sie sorgen dafür, dass wir unser Sättigungsgefühl übergehen, und machen schon nach kurzer Zeit wieder Hunger auf mehr. Sie verändern die Bakterienflora im Darm und machen das Abspecken dadurch schwer. Damit Sie gar nicht erst in Versuchung kommen, verbannen Sie deshalb alles aus Ihrer Küche, was Zusatzstoffe enthält, vor allem Geschmacksverstärker und Zucker.

Es ist unmöglich, alle Produkte aufzulisten, die typischerweise Zusatzstoffe enthalten. Das würde ein ganzes Buch füllen. Trotzdem machen wir Ihnen ein paar Vorschläge, wie Sie Ihre bislang genutzten Produkte durch naturbelassene Alternativen ersetzen können. Es erfordert ein bisschen Umgewöhnung, ist aber ohne größeren Zeitaufwand machbar. Und es lohnt sich – der naturbelassene Geschmack ist einfach unschlagbar. Ein echtes Aha-Erlebnis hatten wir zum Beispiel mit Balsamico-Essig. Auch wenn die Flasche edel gestylt und der Balsamico-Essig teuer ist und auf dem Etikett beste Qualität versprochen wird: In der Zutatenliste finden sich trotzdem typischerweise zumindest Zucker und Farbstoffe. Oft sogar im Bioladen. Wir haben uns mal die Mühe gemacht und einen Balsamico gesucht, der komplett ohne Zusatzstoffe auskommt. Wir waren selbst überrascht, was für einen geschmacklichen Unterschied das machte. Einfach grandios. Ganz oft haben uns Gäste nach dem Rezept für die tolle Salatsauce gefragt. Dabei waren es einfach nur Essig und Öl: gutes natives, kalt gepresstes Bio-Olivenöl und eben dieser Balsamico-Essig.

Gesunde Alternativen als Ersatz

Bisher genutzt	Gute Alternative
Instant-Gemüse- oder Fleischbrühe	In Suppen: 1 Lorbeerblatt, 3 Gewürznelken oder ein fingerdickes Stück Ingwer mitkochen; evtl. Misopaste Kräuter/Gewürze und Butter oder Kokosöl Shoyu oder Tamari (Sojasauce)
Sahnesauce	Wasser plus etwas Sahne Kokosmilch (ohne Zusätze)
Sojasauce	Gute Sojasauce, die über 2 Jahre fermentiert und gereift ist (enthält nur Soja, etwas Weizen und Fermente, z. B. Shoyu oder Tamari, im Bioladen erhältlich)
Fertigdressing für den Salat	Natives kalt gepresstes Olivenöl und Essig ohne Zucker und Farbstoffe, z. B. Balsamico-Essig
Margarine	Butter
Ketchup, Currysauce, Grillsaucen	Butter Senf (ohne Zucker und Zusatzstoffe)
Gekaufte Mayonnaise	Selbst gemachte Mayonnaise Butter Senf
Tütensuppen	Zusatzstofffreie Dosensuppen (aus dem Bioladen)

Lieblingsgericht Nudeln?

Sind Nudeln bisher Ihr Lieblingsgericht? Klar, das ist die schnelle Lieblingsspeise hierzulande. Ab und zu können Sie natürlich Nudeln essen. Mit ausreichend Fett, Gemüse und Eiweiß dazu können Sie einen zu schnellen Blutzuckeranstieg vermeiden. Wir empfehlen Dinkelvollkornnudeln. Probieren sie auch mal eine Woche ohne Nudeln. Sie wissen ja jetzt – Reis oder Hirse geht noch schneller als Nudeln, sofern Sie auf Vorrat kochen.

Gute Vorratshaltung ist die halbe Miete

Vor dem Kochen kommt das Einkaufen. Auch da haben wir unsere Routinen und laden Sie ein, ein paar kleine Veränderungen auszuprobieren. Die meisten Lebensmittel bekommen Sie im normalen Supermarkt oder auf dem Wochenmarkt. Für ein paar Lebensmittel empfehlen wir Ihnen, sie in Bio-Qualität zu kaufen – das gilt für Fleisch, Fisch und Eier sowie für Öle, Gewürze und Würzmittel wie Ume-Su, Shoyu, Tamari u. Ä., die Sie in guter Qualität nur im Bioladen bekommen. Die Preise im Bioladen sind natürlich etwas höher. Wenn Sie Ihre Kosten senken möchten, empfehlen wir, Fleisch und Fisch in Maßen zu essen. Reduzieren Sie die Fleischmenge auf dem Teller und erhöhen Sie dafür den Gemüseanteil, das spart Geld und nützt Ihrer Gesundheit. Wählen Sie statt Steak preiswertere Teile wie Hüfte oder Schulter. Und wenn Sie auf die Kosten sehen, dann beachten Sie auch die Kosten, die Sie einsparen. Knabberzeug und Süßkram ist auf Dauer ganz schön teuer, wenn Sie es täglich essen. Das fällt einfach weg.

Wenn Sie auf dem Land leben und bestimmte Produkte nicht bei Ihnen in der Nähe bekommen, gibt es zum Glück die Möglichkeit, sie übers Internet zu bestellen. Am zeitsparendsten ist es, am Wochenende einen Großeinkauf zu machen. Dann brauchen Sie innerhalb der Woche vielleicht nur noch ein paar Kleinigkeiten oder frisches Gemüse im nächsten Geschäft um die Ecke zu besorgen. Lassen Sie sich für die ersten Einkäufe etwas länger Zeit, denn es dauert vielleicht, bis Sie alles gefunden haben. Und noch ein Tipp: Gehen Sie nicht hungrig einkaufen – das verführt nur dazu, schnell verfügbares Knabberzeug wie eh und je zu kaufen.

Aus den folgenden Lebensmitteln können Sie Ihren Einkaufszettel zusammenstellen – natürlich nur das, was Sie davon mögen, das versteht sich von selbst.

Getreide

- Brot: Roggenvollkorn-Sauerteigbrot, Roggen-Knäckebrot, Pumpernickel
- Ganzes Getreide: Amaranth, Buchweizen, Dinkel, Gerste, Grünkern, Hafer, Hirse, Reis, Quinoa (über Nacht einweichen, abspülen und mit frischem Wasser aufsetzen)
- Dinkelnudeln, Haferflocken u. a., Polenta

Eiweiß (möglichst zu jeder Mahlzeit eine kleine Menge)

- Ei
- Fisch (frisch oder TK), Bio-Eier, Bio-Fleisch, Bio-Geflügel
- Hülsenfrüchte: grüne Erbsen, Kichererbsen, Linsen, Kidneybohnen u. a. (über Nacht einweichen, abspülen und mit frischem Wasser aufsetzen)
- selten: Wurst, Milchprodukte

Fett (zu jeder Mahlzeit ca. 2 gestr. EL)

- natives Kokosöl zum Kochen und Braten und Backen
- natives Olivenöl für Salate
- Butter fürs Brot, manchmal zum Kochen als Alternative zu Kokosöl (zum Beispiel für grüne Bohnen o. a.)
- Leinöl ins Müsli (Achtung: Leinöl muss unbedingt kühl und lichtgeschützt im Kühlschrank stehen, sonst verliert es schnell seine positiven Eigenschaften)

Gemüse und Salat nach Geschmack

Obst nach Geschmack

Nüsse und Samen (pur und ungesalzen)

- Sonnenblumenkerne, Kürbiskerne, Mandeln, Walnüsse, Sesamsamen, Erdnüsse, Paranüsse, Macadamianüsse, Kokosflocken u. a.
- Nussmus (als Brotaufstrich oder zum Würzen)
- Tahin (Sesammus)
- Mandelmus

Zum Würzen

- Meersalz, Ingwer, Knoblauch, Meerrettich, Senf
- Basilikum, Bohnenkraut, Dill, Lorbeer, Petersilie, Schnittlauch, Thymian und andere frische Kräuter nach Geschmack
- Gewürze (ohne Zusatzstoffe)
- Miso, Shoyu, Tamari, Essig, Ume-Su, Zitrone

Ausgewählte »verarbeitete« Lebensmittel ohne Zusatzstoffe

- Oliven, gekochte Maronen
- Kokosmilch
- Fisch aus der Dose (zum Beispiel Thunfisch, Sardellen oder Makrele in Wasser oder Olivenöl)
- saure Gurken, Sauerkraut
- Bitterschokolade ab 85 % Kakaoanteil

Snacks zum Mitnehmen

- hart gekochte Eier, Nüsse, Nussmischung mit Trockenfrüchten
- Avocados, Oliven, Gemüsesticks
- Kokoschips, Obst

Einladungen zum Essen

Natürlich können Sie sich entscheiden, bei Einladungen eine Ausnahme zu machen und das zu essen, was angeboten wird und was Ihnen schmeckt, ohne groß zu fragen, was drin ist. Wie gesagt, Ausnahmen sind natürlich möglich. Das Entscheidende ist, was Sie jeden Tag essen und nicht, was Sie einmal im Monat bei einer Einladung essen. Wenn Sie allerdings häufig eingeladen sind, wollen Sie vielleicht doch ein paar Notfallmaßnahmen ergreifen. Eine gute und charmante Möglichkeit ist immer, etwas mitzubringen, wovon Sie dann selbst essen können. Oder sich vorher satt essen, sodass Sie nur noch ein paar Kleinigkeiten essen.

Wenn Sie zum Kaffee eingeladen sind, können Sie

- sich vorher satt essen und nur ein halbes Stück Kuchen essen,
- falls es sozial verträglich ist: zu spät kommen, dann fällt es nicht so auf, dass Sie keinen Kuchen essen,
- selbst Kuchen mitbringen, den Sie essen möchten (selbst gebacken mit deutlich weniger Süße oder Vollkornkuchen aus dem Bioladen),
- sich vorher eine gute Erklärung zurechtlegen: »Ich esse gerade für ein paar Wochen keinen Zucker« oder »Mein Arzt hat mir geraten, keinen Zucker zu essen«,
- sich klarmachen: auch wenn es Ihnen unhöflich oder irritierend vorkommt, Nein zu sagen oder etwas anderes als die anderen zu essen. Die anderen nehmen es in der Regel nicht krumm. Und falls dumme Sprüche kommen sollten – das hört auf. Letztlich geht es um Ihr Wohlbefinden und Ihre Gesundheit. Und nicht darum, ob Sie das tun, was die anderen normalerweise von Ihnen erwarten.

Bleiben Sie gelassen

Die eigene Ungeduld ist oft der größte Antreiber. Wenn man es schon angeht, dann soll es doch auch schnell gehen. Ernährungsforscher raten, dass man sich ein Jahr Zeit lassen sollte zum Abnehmen. Also wann immer zwischendurch wieder Gelüste auf Gyros, Chips oder Süßes kommen – es ist normal und es dauert, bis Ihr Körper sich wirklich umstellt und diese Gelüste keine Rolle mehr spielen. Das Wichtigste ist, dass Sie eine Ernährung für sich finden, die Ihnen mit gesunden Zutaten schmeckt und guttut. Selbst wenn die Gewichtsabnahme dann nur langsam geht – Sie haben ja Zeit. Denn solange Ihnen diese Ernährung guttut und in Ihrem Alltag umsetzbar ist, gibt es keinen Grund, das zu ändern. Erst recht nicht, wenn Sie merken, dass Ihnen diese Art von Essen mehr Lebensqualität bringt.

Der Unterschied zu einer Diät ist: Wenn Sie keine »Opfer« bringen, für Ihre Art zu essen, dann gibt es auch keinen Druck, schnell Gewicht zu verlieren. Und noch ein wichtiger Aspekt: Es gibt dann auch keine Angst mehr zu scheitern. Es ist einfach eine dauerhafte Art, sich gut zu ernähren. Wann immer Sie in alte Essmuster zurückfallen, kein Problem – eine Ehrenrunde ins alte Verhalten ist menschlich. Falls Sie, aus welchen Gründen auch immer, eine längere Stressphase haben, kann es auch mal sein, dass die Ehrenrunde etwas länger dauert. Und wenn der Stress sich legt, können Sie Ihre neuen, hoffentlich schon lieb gewonnenen Essgewohnheiten jederzeit wieder einführen. Es ist ein langfristiges Projekt. Manche Wissenschaftler sagen, es dauert zwei Jahre, bis neue Essgewohnheiten dauerhaft etabliert sind. Manche setzen sogar vier bis fünf Jahre dafür an. Wenn Sie es aber so lange schaffen, das neue Gewicht zu halten, dann ist die Chance groß, dass Sie dauerhaft Ihr Gewicht halten.

Lassen Sie die Waage weg und genießen Sie, dass mit der Zeit Ihre Kleidung weiter wird. Sie haben alle Zeit der Welt. Genießen Sie Ihre Zunahme an Energie und dass das Thema Gewicht und Essen einfach keine belastendes Thema mehr ist. Und genießen Sie Ihre zunehmende Beweglichkeit, aber nur mit Bewegung, die Ihnen Spaß macht. Darum geht es im nächsten Kapitel.

Shortcut: Alltags-TÜV

Typische Fehler:

- Zu aufwendig kochen
- Die Zutatenlisten ignorieren
- Zu ungeduldig sein

So wuppen Sie den Alltag:

- Küchenschränke ausmisten – alles mit Zucker bzw. Chemie verschenken oder wegwerfen
- Gute Vorratshaltung, sodass immer alle Zutaten da sind, um in 15 Minuten etwas zuzubereiten
- Auf Vorrat kochen: Reis und anderes Getreide, Hülsenfrüchte, Suppe, Gemüse
- Notoptionen für unterwegs planen
- Geeignete Restaurants und Lieferservices finden
- Rezepte für schnelle und einfache Gerichte
- Entspannt genießen

Bewegung und Sport

Viele Menschen nehmen durch Sport zu. Deswegen ist das mit dem Sport eine sehr zweischneidige Sache. Natürlich ist Sport immer gesund. Er verhindert Krankheiten, verbrennt Kalorien, regt den Stoffwechsel an und verbessert Ihr Immunsystem. Sport hat positive Wirkungen auf Ihr Hormonsystem und Sport hilft gegen Diabetes. Aber er macht zunächst einmal Appetit und darin liegt in der heutigen Zeit ein riesiges Problem. Wenn Sie Ihre Ernährung nicht gleichzeitig ändern und bei einer klassischen schlechten westlichen Fehlernährung bleiben, dann werden Sie durch Sport zunehmen. Deswegen ist eine Ernährungsumstellung die absolute Grundlage beim Abnehmen.

Wenn Sie Sport treiben, verbraucht Ihr Körper zusätzliche Energie. Das ist logisch, denn egal ob Sie Fahrrad fahren, schwimmen oder Hanteln stemmen: Würden Sie diese Arbeit einem Elektromotor anvertrauen, dann würde dieser Elektromotor seine Akkus leer ziehen. Die physikalische Größe, die diesen Umstand beschreibt, ist die Energie. Den meisten von Ihnen ist durch die Abrechnung des Stromanbieters die Einheit Kilowattstunde (kWh) geläufig. Das ist eine Einheit für die Energie, eine andere Einheit für Energie ist die Kalorie. Der Begriff ist im Jahr 1948 eigentlich durch das Joule ersetzt worden. Doch ähnlich wie die Pferdestärke bei den Automotoren hält sich die Kalorie hartnäckig im Gedächtnis der Deutschen. Allerdings begehen die Menschen einen riesengroßen Fehler, denn wenn wir Kalorien sagen, meinen wir in Wirklichkeit Kilokalorien. Wir vertun uns also um den Faktor 1 000. Sie könnten den Energiegehalt einer Pizza statt in Kalorien auch physikalisch völlig korrekt in Kilowattstunden ausdrücken. Eine Pizza von 1 000 Kilokalorien (kcal) hat 1,163 Kilowattstunden.

Wie viel Sport machen Sie wirklich?

Moderater Sport – wie ihn die meisten Menschen treiben und wie er gesund für Herz und Kreislauf ist – verbraucht relativ wenige Kalorien. Doch moderne Nahrung hat Unmengen an Kalorien, da verschätzen sich die meisten Hobbysportler ganz ungemein. Untersuchen wir ein ganz klassisches Beispiel: Horst und Ilse Normalbürger machen am Wochenende einen Ausflug mit dem Fahrrad. Weil Ilse überhaupt keine Lust auf Strampeln am Berg hat, kauft sich unsere Musterfamilie beim Discounter für jeweils 650 Euro zwei Elektrofahrräder. Mit denen rollen die beiden um den Stausee. Dummerweise liegt der Stausee zwölf Kilometer entfernt vom Wohnort der beiden Normalbürger. Deswegen hat sich Horst eine Anhängerkupplung an sein Auto montieren lassen, auf die er einen Fahrradträger montieren kann. Der gesamte sportliche Ablauf von Herrn Normalbürger sieht also bei einem Fahrradausflug wie folgt aus: Auto aus der Garage fahren, Heckträger auf die Anhängerkupplung wuchten, zwei Elektrofahrräder auf den Heckträger verstauen, mit dem Auto zum Stausee fahren, die zwei Fahrräder runterholen vom Heckträger, 45 Minuten mit dem Elektrofahrrad um den Stausee radeln, Fahrräder wieder auf den Heckträger wuchten, mit dem Auto zurück in die Wohnung fahren, Elektrofahrräder und Heckträger in der Garage verstauen. Die körperliche Betätigung von Ilse Normalbürger erschöpft sich in 45 Minuten Elektrofahrrad fahren.

Natürlich gibt es am Stausee mehrere wunderschön gelegene Ausflugsrestaurants. Ilse und Horst haben es sich zur Gewohnheit gemacht, am Ende ihrer Pedelec-Runde eine Kaffee- und Kuchenpause einzulegen. Herr Normalbürger gönnt sich zwei Stückchen Apfelkuchen mit Sahne (denn die Stückchen sind etwas klein, schmecken aber hervorragend) und Frau Normalbürger bestellt sich immer einen Kakao (ohne Sahne) und ein Stückchen Schwarzwälder Kirschtorte.

Ilse und Horst würden beide gerne etwas abspecken, aber durch ihren Fahrradausflug zum Stausee werden sie dicker. Die sportliche Betätigung ist zu gering, als dass sie die zusätzlichen Kalorien verbrennen würde. Es handelt sich um eine ganz einfache Plus-Minus-Rechnung.

Wie bei der Einnahmenüberschussrechnung für das Finanzamt beim Selbstständigen.

Früher war man viel mehr in Bewegung

Bis in die 1950er-Jahre war der Alltag der Menschen von körperlicher Bewegung geprägt. Sogar wer damals einen Bürojob hatte, musste zu Hause und im Büro andauernd Treppen steigen oder Kohlen schleppen. In ihrer Freizeit haben die Leute gerne gegärtnert und zur Arbeit mussten die meisten Werktätigen eine beachtliche Strecke zu Fuß oder auf dem Rad zurücklegen. Wenn Sie den ganzen Tag in Bewegung sind, dann wendet sich irgendwann das Blatt zwischen Kalorienaufnahme und Kalorienverbrauch. Immer in Bewegung können Sie tatsächlich so viel essen, wie sie wollen, und Sie werden schlank bleiben. Eben weil früher alle Menschen schlank waren, hat die Menschheit Lebensmittel erfunden, die uns dick machen können. Früher war den Menschen gar nicht so wichtig, ob ein Lebensmittel genug Vitalstoffe enthielt und deswegen gesund war. Früher waren Lebensmittel angesagt, die für möglichst viel Vorrat für magere Zeiten sorgen konnten. Niemand hat sich in den 1950er-Jahren um Vitalstoffe oder Vitamine gekümmert.

Gut gefüllte Fettspeicher

Normalerweise bezieht unser Körper seine Energie aus der Nahrung, die wir den Tag über essen. Idealerweise essen wir dabei genau so viel, dass wir weder zu- noch abnehmen. Doch wir Menschen speichern jede überschüssig verzehrte Kalorie als Körperfett ab. Kalorien aus Kohlenhydraten zählen dabei mehr, denn Insulin lässt uns massig werden. Unser schwabbeliges Fett ist ein riesiger Energiespeicher. Also hat Mutter Natur vor Urzeiten die Möglichkeit einer wochenlangen Nahrungsabstinenz durchaus eingeplant.

Wasser hingegen muss es immer geben, denn nach vier Tagen ohne Trinkwasser sterben wir. Doch Menschen können monatelang von ihren gespeicherten Fettreserven leben. Sogar ein wirklich schlanker Mensch hat mindestens 15 Kilo Unterhautfettgewebe. Der ganz normale moppelige Mann um die fünfzig hat etwa 40 Kilo schwabbeliges Fett, davon sammeln sich allein 25 Kilo in seiner Plauze. Solch ein stattlicher Mann könnte locker sieben Monate nur mit Quellwasser überleben. Aber es würden ihm die Vitamine und Mineralstoffe fehlen. Der fragwürdige Rekord des »Überlebens nur mit Wassertrinken« liegt bei 116 Tagen und wurde im Jahr 1929 von einem Hungerstreikler in einem britischen Gefängnis aufgestellt.

Die Natur hat in uns gewisse Alarmsysteme eingebaut, die die Erschöpfung der Energieversorgung aus gegessener Nahrung anzeigen. In der Steinzeit (als die Menschen sich generell gesund ernährt haben, weil sie keine Chemie im Essen kannten und keine schlechten Kohlenhydrate zur Verfügung hatten) waren diese Alarmsignale sozusagen kleine Glöckchen, die sanft gebimmelt haben. Rainer hat es selbst ausprobiert in den drei Monaten, in denen er sich nach Steinzeitregeln ernährt hat. Der Übergang von der Energiegewinnung aus Nahrung (anabole Phase) hin zum Abbau der eigenen Fettschicht (katabole Phase) war ein ganz sanfter. Man bekommt keinen Appetit, man bekommt keinen Hunger, man bekommt keine schlechte Laune und es wird einem nicht schwindlig. Kopfschmerzen oder gar Todesangst treten erst recht nicht ein. Doch alle diese gerade geschilderten Alarmsymptome treten ein, wenn Sie sich klassischerweise schlecht ernähren. Ja, bis hin zur Todesangst! Wenn Sie viele schlechte Kohlenhydrate und viel Chemie verzehren, dann stellt der Übertritt zur Energiegewinnung durch Ihre eigenen Fettreserven eine fast übermenschliche Hürde dar. Freiwillig macht das niemand bzw. fast jeder scheitert daran, auch wenn der Wille noch so stark sein sollte.

Rainer: »Das war das Erweckungserlebnis.«

Ein guter Bekannter von uns ist ein seriell engagierter Hobbyradsportler. Henning fährt drei Monate überhaupt kein Fahrrad, um dann wieder sechs Wochen eisenhart zu trainieren und dann wieder mehrere Monate überhaupt kein Fahrrad zu fahren. Dazu ernährt er sich klassisch schlecht, ungefähr so, wie ich das früher getan habe. Zudem ist er Raucher. Wenn Henning und ich zusammen radeln, treffen Welten aufeinander. Auf der einen Seite ein Mensch, der mittlerweile ohne Chemie oder schlechte Kohlenhydrate lebt und relativ regelmäßig Ausdauer trainiert. Auf der anderen Seite ein Mann, dessen einziger Trumpf sein starker Wille ist.

Vor wenigen Jahren fuhren Henning und ich eine MTB-Tour auf alten Schmugglerwegen in den französischen Alpen. Die ganze Etappe war mit sechs Stunden veranschlagt, nach zweieinhalb Stunden sollte es eine Pause in einem Restaurant an einer Landstraßenquerung geben. Danach ging es noch zwei Stunden den Berg hoch, um dann auf der anderen Seite 90 Minuten den Berg runterzusausen. Das Restaurant war eine optimale Gelegenheit für eine Pause, deswegen nahmen wir nur ausreichend Trinkwasser und kein Essen mit. Das Restaurant war in allen Karten eingezeichnet und es hatte eine Homepage im Internet, doch vor Ort zeigt sich an dem Parkplatzgestrüpp und dem Taubendreck, dass das Restaurant seit mindestens drei Monaten geschlossen war. Wir waren gezwungen, ohne Verpflegungspause weiterzufahren.

45 Minuten hinter dem Restaurant schalteten unsere Körper auf die Energiegewinnung aus eigenen Fettreserven um. Sportler sagen Hungerast zu diesem Phänomen. Ich verspürte ungefähr fünf Minuten einen leichten Leistungseinbruch, und das war's auch schon. Henning bekam zunächst einen riesengroßen Hunger, gepaart mit der schlechtesten Laune, die man sich überhaupt nur vorstellen kann. Das Ganze steigerte sich kurze Zeit später in einen Tsunami aus schlechten Gefühlen: Hunger, schlechte Laune, Schwindel, Unwohlsein, Leistungsverlust und sogar Todesangst.

Aber in einem abgelegenen Tal der Seealpen gibt es keinen Plan B. Wir mussten einfach weiterfahren. 20 Minuten nach Beginn seines Hungerasts hatte Henning ein Erweckungserlebnis. Seine Leistungsfähigkeit kam zurück, der Hunger und die schlechte Laune verschwanden. Henning fuhr komplett mit dem Notstromaggregat des menschlichen Körpers, dem Ketonkörperkreislauf. Diesen Zustand kannte er bisher nicht, denn er hatte sich beim ersten Anzeichen vorheriger Hungeräste immer irgendwo irgendetwas zu essen besorgt. Einmal hat er sogar einem Schulkind dessen bereits angeknabberten Schokoriegel für zehn Euro abgekauft.

Die 24-Stunden-Diät

Es gibt sogar eine Diätform, die so ähnlich abläuft wie das Erlebnis in den französischen Seealpen, sie nennt sich 24-Stunden-Diät. Wenn Sie diese Diätform strikt befolgen, können Sie innerhalb von 24 Stunden 1,5 bis zwei Kilo Körperfett verlieren. Wohlgemerkt handelt sich bei diesem Gewichtsverlust nicht um das Ausschwitzen von Wasser, sondern um reales Vernichten von schwabbeligem Körperfett. Wenn Sie möchten, könnten Sie die Diät einmal ausprobieren. Achtung: Sollten Sie Medikamente einnehmen, müssen Sie vorher Ihren Arzt fragen, ob Sie diese Diät durchführen dürfen. Das gilt insbesondere für Diabetiker.

Das Prinzip der Diät ist ganz einfach: Sie essen zum Frühstück nichts und trinken nur Ihr bevorzugtes Morgengetränk. Zusätzlich trinken Sie 500 ml Wasser. Dann beginnen Sie eine dreistündige Wanderung. Sie nehmen sich einen Liter Wasser im Rucksack für den Weg mit. Wo Sie wandern, ist völlig egal. Genussmenschen fahren für ihre 24-Stunden-Diät ins Allgäu und Pragmatiker gehen einfach von der eigenen Haustür los, auch wenn der Weg mitten durch ein Industrie- oder Gewerbegebiet führt. Sie marschieren 90 Minuten in eine Richtung. Dabei gehen Sie relativ stramm, aber ohne sportliche Höchstleistung. Nach 90 Minuten drehen Sie einfach um und gehen den gleichen Weg zurück. Spätestens auf der Mitte des Rückweges kommt der Moment, in dem Ihre Nahrungsmittelenergiespeicher erschöpft sind und Ihr Körper auf die Energiegewinnung durch Fettverbrennung umschaltet. Sie werden dann etwas langsamer gehen müssen. Bleiben Sie nicht stehen, schleichen Sie zur Not. Wenn Sie zu Hause angekommen sind, trinken Sie noch einen ordentlichen Schluck Wasser und duschen. Beim Mittag- und Abendessen verzehren Sie ausschließlich grünes Gemüse und Fleisch oder Fisch. Die Nahrungsmittel braten Sie in wenig Olivenöl oder Kokosfett. Verzehren Sie normale Portionen.

Was passiert dabei? Ihr Körper geht durch die Bewegung eine größere Energieschuld ein. Sie sind drei Stunden durch die Gegend marschiert, da haben Sie einiges an Kalorien verbrannt. Doch Sie lassen nach der sportlichen Betätigung Ihrem Körper keine Kohlenhydrate zukommen. Er muss seine Energiespeicher aus seinem eigenen Fettgewebe auffüllen. Ihre Fettverbrennung läuft auch noch in den Stunden nach der Wanderung auf Höchsttouren. Mit dem Eiweiß aus den beiden Mahlzeiten regeneriert Ihr Körper Ihre Muskeln, auch diese Kalorien stehen nicht für eine Energiegewinnung zur Verfügung. Sie nehmen durch eine 24-Stunden-Diät bis zu zwei Kilo ab. Rainer hat es selbst getestet, es funktioniert. Am nächsten Tag können Sie ganz normal essen. Sie können diese Diät nur einmal pro Monat durchführen, ohne das Ergebnis zu konterkarieren. Diätieren Sie zu oft, dann vermeldet Ihr Körper rezidivierende Hungersnöte und wird Sie zu einem bilderbuchartigem Jo-Jo-Effekt zwingen.

Was ist realistisch?

Vergessen Sie alles, was Sie im Privatfernsehen in Abnehmshows mit den größten Verlierern (Losern) gesehen haben. Diese Formate arbeiten das Thema »Sport und Abspecken« extra marktschreierisch auf. Die Lebenswirklichkeit der Menschen, die dauerhaft und nachhaltig abgenommen haben, ist gänzlich unspektakulär. Es reicht völlig aus, zweimal in der Woche spazieren zu gehen. Sie brauchen keinen Drillsergeant, der Sie beim Sport zur Sau macht. So jemanden braucht nur das Privatfernsehen für seine Quote. Ohne Ernährungsumstellung ist Sport zur Gewichtsabnahme sowieso sinnlos!

Sport à la Wolfgang

Ganz Gewiefte integrieren ein komplettes Workout in ihren ganz normalen Tagesablauf. Wir kennen einen Büroangestellten namens Wolfgang, der sich folgendes Sportprogramm ausgedacht hat: Vor seiner Wohnungstür im zweiten Stock hat Wolfgang zwei uralte Kunstlederkoffer, vollgestopft mit Altpapier, deponiert. Diese trägt er morgens auf dem Weg zur Arbeit runter zur Haustür. Dann fährt er ganz normal mit dem Auto zur Arbeit. An seiner Arbeitsstelle angekommen stellt er das Auto ganz hinten auf dem Parkplatz ab. Das hat zum einen den Vorteil, dass er sofort einen Parkplatz findet. Zum anderen geht Wolfgang noch 180 Meter an der frischen Luft. Im Bürogebäude nimmt er grundsätzlich keinen Aufzug mehr. Da kommt über den Tag einiges an Höhenmetern zusammen, denn das Bürogebäude hat 14 Stockwerke. Die Kantine liegt ganz oben wegen der schönen Aussicht.

Während seines Gangs zum Mittagessen vollführt Wolfgang im Brandschutztreppenhaus neun Liegestütze am Treppengeländer. Im siebten Stock gibt es eine stabile Querstange unter der Decke, da klimmt Wolfgang einen Klimmzug. Im zehnten Stock steht ein kniehohes Metallgatter, das einen Computerserver schützt. Da übt er ein paar Dips für die Schultermuskulatur und den Trizeps.

Nach Arbeitsende schiebt Wolfgang sein Auto etwa einen Meter über den Parkplatz der Versicherung. Zu Hause angekommen trägt er die Altpapierkoffer wieder vor seine Wohnungstür. Niemand sonst nutzt das Brandschutztreppenhaus oder parkt ganz hinten auf dem Parkplatz, immer war Wolfgang bei seinen Übungen allein. Seine Arbeitskollegen ahnen nichts von Wolfgangs sportlichen Exkursionen. Sie wundern sich lediglich, warum Wolfgang in letzter Zeit so schlank und sehnig wirkt.

Hochintensives Training

Wenn Sie also Ihre Ernährung umgestellt haben, ist Sport eine wunderbare Möglichkeit, zu besserer Gesundheit und besserem Wohlbefinden zu gelangen. Vergessen Sie alle neumodischen Trainingsmethoden. Diese bringen in der Tat in irgendwelchen Teilbereichen irgendwelche Vorteile, aber meist müssen Sie sich unglaublich anstrengen, um nur einen kleinen Benefit zu erlangen. Betrachten wir zum Beispiel das hochintensive Training (HIT). Kurz gesagt bedeutet dies, dass Sie das Ergebnis von einer Stunde Ausdauersport auch in einer hochintensiven Trainingseinheit von 90 Sekunden erreichen können.

Rainer: »Ich habe es ausprobiert.«

Wahrscheinlich stimmt diese Aussage sogar, ich habe das mal ausprobiert. Ich bin zehn kurze Sprints auf dem Fahrrad gefahren (aber wirklich bis zum Anschlag). Diese Trainingseinheit sollte so wirken wie ein 90-minütiges Ausdauertraining. Am Ende schmeckte ich Blut im Mund. Das lag daran, dass meine Lungenbläschen von der plötzlichen Überbelastung geplatzt waren. Ich weiß nicht, ob ich das brauche. Zudem gibt es den wunderschönen Effekt, dass Sport während der Betätigung Spaß macht. Ich liebe es, über die stillgelegten Eisenbahntrassen des Ruhrgebiets zu radeln. Während der Ausfahrten bin ich im Entspannungsmodus. Dann regiert der Parasympathikus und das hilft immer aktiv gegen irgendwelche Krankheiten. Deswegen raten wir Ihnen beim Thema Sport zu einem sehr reaktionären Vorgehen.

Moderater Ausdauersport

Treiben Sie zweimal die Woche ruhigen Ausdauersport. Wir empfehlen die Großen Drei: Schwimmen, Laufen (bzw. stramm spazieren gehen) und Radfahren. Kaufen Sie sich (wenn Sie auf so etwas stehen) eine Pulsuhr und trainieren Sie so, wie die Pulsuhr Ihnen das vorschlägt, nämlich im aeroben Bereich. Die Pulsuhr misst Ihren Herzschlag und ein gesundheitsförderliches Training sollte im Bereich von 60 bis 70 Prozent Ihrer maximalen Herzfrequenz stattfinden. Sie benötigen aber keine Pulsuhr, um ein korrektes Breitensporttraining zu absolvieren. Stattdessen können Sie beim Training ausschließlich durch die Nase ein- und ausatmen. Dann tasten Sie sich ganz langsam an die Leistung heran, die Sie mit dieser Atemtechnik maximal erbringen können. Gesundes Training ist relativ entspannt. Sie könnten auf jeden Fall schneller unterwegs sein, wenn Sie ordentlich ins Schnaufen kommen. Aber gerade das gilt es zu vermeiden. Eine Pulsuhr ist die beste Ausrede, wenn andere Sportler Sie überholen.

Rainer: »Ralf war auf Kohlenhydrate eingestellt.«

Ich treffe mich regelmäßig mit anderen Hobbysportlern Anfang März zum Einradeln auf Mallorca. In einem dieser Urlaube waren zwei völlig gegensätzliche Charaktere zugegen. Der eine war ein semiprofessioneller Rennradsportler namens Manuel. Ein ganz dünner Geselle, der für ein ultralanges Radrennen in Frankreich trainierte, nämlich Paris–Brest–Paris. Dieses Radrennen hat eine ganz einfache Regel: Die Streckenlänge beträgt 1 200 km, es geht nur darum, schnell anzukommen.

Manuel ist etwa 1,80 m groß und wiegt etwa 70 Kilo. Er hat seinen Körper in vielen Jahren darauf trainiert, durch seine eigenen Fettreserven Leistung zu erzeugen. Deshalb ist er durchaus in der Lage, ohne viel zu essen drei Tage Fahrrad zu fahren. Weil er schnell in Form kommen wollte, hat er genau dies auch getan. Manuel hat im Trainingslager sehr wenig gegessen.

Das andere Extrem war mein Kumpel Ralf. Beim Frühstück am ersten Morgen verhielt sich Ralf so wie immer in seinen Fahrradurlauben: Er lud sich einen Riesenteller voll mit Nudeln, Schinken, Ei, Wurst und Baked Beans. Kurze Zeit später stellte sich Manuel mit ans Buffet. Ralf bemerkte, dass sich Manuel nur zwei Scheiben Melone und ein bisschen Magerquark auf den Teller legte. Was machte Ralf?

Er ging zurück zum Buffet und schaufelte das unberührte Essen zurück in die Auslage. Statt seines Kalorienoverkills nahm er nun ein bisschen Müsli mit Obst.

Doch schon vier Stunden später wendete sich das Blatt und Ralli musste grausam bezahlen für seine Kühnheit am Frühstücksbuffet. Sein Körper war es gewohnt, Leistung nur durch Unmengen an Kohlenhydraten zu erzeugen. Natürlich fuhr sich Ralf nach ungefähr anderthalb Stunden in einen maximalen Hungerast hinein. Seine Laune war weit unter dem Nullpunkt und seine Leistungsfähigkeit brach in den Bergen von Mallorca komplett ein. Er hat dann beim Mittagessen in einer kleinen (und völlig überteuerten) Bar für sage und schreibe 48 Euro Tapas verzehrt.

Auch am zweiten und dritten Tag zeigte sich, dass Ralli damals nur mit dem Herzen ein großer Radsportler war. Denn am nächsten Tag fuhr er wegen Schlappheit nur bis zur Mittagspause und weitere 24 Stunden später dann gar nicht mehr. Sein Popo tat ihm weh. Deswegen hat sich Ralf in unserem ersten Radurlaub kurzzeitig den Spitznamen Captain Strohfeuer erworben.

Zu seiner Ehrenrettung muss ich aber gestehen, dass Ralf seitdem seine Ernährung und sein Training umgekrempelt und dauerhaft abgespeckt hat. Er fährt uns auf dem Rennrad alle um die Ohren und spendet mittlerweile sogar Manuel Windschatten. Denn Ralli ist 20 cm größer und breiter als wir alle. Es macht wirklich großen Spaß, hinter Lokomotive Ralf durch Mallorcas Natur zu sausen.

Wenn Sie nicht wie Woody Allen aussehen wollen

Wenn Sie durch Ihre Ernährungsumstellung einfach nur Gewicht verlieren, dann fühlen Sie sich schlecht. Ihr zuvor so stattlicher Körper (auch wenn er nur aus schwabbeligem Fett bestand) schmilzt plötzlich dahin. Männer fühlen sich wie Woody Allen, Frauen wie eine Frau, die wie Woody Allen aussieht. Deswegen stellt kräftigende Gymnastik einen Schlüssel zu Ihrem körperlichen Wohlbefinden dar. Muckis steigern Ihr Selbstwertgefühl. Sie sehen Ihren erschlankten Körper plötzlich als Ihr Statussymbol an, wenn Sie für einen erhöhten Muskeltonus gesorgt haben. Als schöner Nebeneffekt sorgt jedes Gramm mehr Muskelmasse für einen erhöhten Grundumsatz. Wenn Sie Ihre Ernährung umstellen und konsequent Sport treiben, dann können Sie gar nicht anders als rank, schlank und gut aussehend in Ihre Zukunft gehen.

Sport geht gut zu Hause

Wir raten Ihnen unbedingt von teuren Trainingsgeräten oder einem kostspieligen Sportstudio ab. Natürlich existiert der psychologische Effekt, dass Sie sich damit unter Druck setzen – eben weil Sie so viel Geld ausgegeben haben. Aber wir kennen nur Menschen, deren sündteure Kraftmaschinen in der Garage verstauben oder die nach zwei Besuchen im Fitnessstudio nicht mehr hingegangen sind (der Vertrag läuft natürlich zwölf Monate weiter). Machen Sie kräftigende Übungen zu Hause im eigenen Wohnzimmer. Das erspart Ihnen zudem die lange An- und Abreise ins Fitnessstudio.

Das einzige Hilfsmittel, das Sie sich kaufen, sind zwei Gymnastikbänder (mit zwei Bändern können Sie drei Belastungsstufen zusammenstellen). Ihre Beinmuskulatur brauchen Sie per Gymnastik nicht extra zu trainieren, denn Sie wollen zweimal in der Woche spazieren gehen, joggen oder Rad fahren. Sie sind Anfänger, also übertreiben Sie es mit Ihrem Ehrgeiz nicht.

Rainer: »Michael hat das Training übertrieben.«

An meinem Gymnasium gab es Mitte der 1980er-Jahre einen Bodybuilder namens Peter. Peter organisierte 1985 für alle Jungen der Oberstufe ein kostenloses Probetraining im »Olymp« in Hagen-Vorhalle. Es kam, was kommen musste: Alle von Natur aus kräftigen Jungen wollten sich mit Peter duellieren. Michael war ein Schrank von einem Kerl, aber nicht sonderlich gestählt. Kurzum, Michael und Peter pumpten an jeder Station auf Biegen und Brechen. Michael ging erhobenen Hauptes aus diesem Wettstreit hervor, doch den Preis für sein Machogehabe zahlte er auf dem Parkplatz. Denn als er in sein Auto stieg und losfuhr, schaffte er es nach Verlassen der Parklücke nicht, sein Lenkrad zurückzukurbeln, weil seine Muskeln streikten. Michael fuhr so lange eine Kurve, bis er an die Außenmauer des Olymp krachte. Auch das Bremsen war seinem erschöpften Körper zu viel.

Deswegen trainieren Sie die ersten drei Wochen mit lächerlich geringen Belastungen. Die ersten drei Wochen dienen nur dazu, die Bewegungen zu erlernen und Ihren Bewegungsapparat auf das Training vorzubereiten. Nach drei Wochen fangen Sie dann richtig an. Wenn die Muskeln wirklich wachsen sollen, müssen Sie bis zur Erschöpfung der Muskeln gehen. Ein Beispiel: Machen Sie Liegestütz an einem Tisch abgestützt, mögen Ihnen 15 Liegestütze leichtfallen. Weitere vier machen Mühe. Doch die wirklich wichtigen sind Nummer 20 und 21. Diese Liegestütze setzen den Reiz, dass Ihr Muskel wächst. Wenn Sie also immer bei Liegestütz 19 aufhören, ist Ihr Training streng genommen Zeitverschwendung.

Muskeltraining

Rumpfmuskulatur Als Erstes trainieren Sie die Rumpfmuskulatur auf der Vorder- und auf der Rückseite Ihres Körpers. Legen Sie sich flach auf den Rücken. Dann heben Sie Ihre Schultern um etwa zwei Zentimeter an. Machen Sie keine Klappmesser, das belastet Ihre Wirbelsäule zu stark. Heben Sie einfach nur ein ganz kleines bisschen Ihren Oberkörper an, sodass sich Ihre Bauchmuskulatur kurz anspannt. Für die Kräftigung Ihrer Rückseite stellen Sie sich wie ein Hund in den Vierfüßlerstand. Dann heben Sie den rechten Arm und das linke Bein in die Horizontale, als würden Sie »Supermann für Arme« spielen. Das wiederholen Sie zehnmal, dann wechseln Sie auf den linken Arm und das rechte Bein.

Klimmzüge sind eine wunderbare Übungsmethode. Sie trainieren den gesamten Oberkörper, aber sie sind für Anfänger viel zu schwer durchzuführen. Deswegen suchen Sie sich einen festen Halt irgendwo oberhalb Ihres Kopfes und werfen Ihre beiden Gymnastikbänder darüber. Jetzt imitieren Sie einen Klimmzug, indem Sie die Gymnastikbänder nach unten ziehen. Wenn Sie das ein paar Wochen lang gemacht haben, können Sie anfangen, an echten Klimmzügen zu arbeiten. Als erste Stufe hängen Sie sich einfach nur an eine Querstange und versuchen möglichst lange hängen zu bleiben. Klimmzüge sind wirklich sauschwer, bitte übertreiben Sie Ihr Engagement nicht, sonst drohen Ihnen ernsthafte Schulterverletzungen. Mit der Zeit versuchen Sie einen halben Klimmzug, dann einen ganzen Klimmzug und dann immer mehr.

Die Gegenbewegung zum Klimmzug ist, etwas über Ihren Kopf in die Höhe zu strecken. Sie könnten dafür eine Langhantel nehmen, die Sie aber nicht besitzen, weil Sie sich noch keine gekauft haben. Stattdessen stellen Sie sich auf Ihr Gymnastikband und strecken das Band nach oben in die Luft.

Liegestütze sind ebensolche Klassiker wie Klimmzüge und sie sind glücklicherweise etwas leichter auszuführen. Trotzdem werden Sie als echter Anfänger keinen einzigen anständigen Liegestütz hinbekommen. Zur Vereinfachung des Liegestützes sollten Sie sich auf keinen

Fall mit den Kniescheiben abstützen. Mit diesem sogenannten »Frauenliegestütz« verlieren Sie den wichtigen Trainingseffekt auf die Bauch- und Rückenmuskulatur. Stattdessen vereinfachen Sie sich Ihre Liegestütze, indem Sie sich auf einer Stuhloberfläche, einer Tischoberfläche oder sogar an der Wand abstützen. Wählen Sie Ihre Belastung so, dass Sie 20 Liegestütze schaffen.

Die Gegenbewegung zu Liegestützen ist, irgendetwas an Ihre Schultern von vorne heranzuziehen. Hängen Sie Ihre Gymnastikbänder deswegen an einer massiven Tür an der Türklinke ein. Stellen Sie sich entsprechend weg von der Tür und ziehen Sie Ihre Gymnastikbänder zu sich.

Trizeps Für die meisten Sportler ist das Vorhandensein von dicken Oberarmen das Statussymbol ihrer sportlichen Betätigung. Doch in Wirklichkeit ist es der hintere Oberarmmuskel (der Trizeps), der für Umfang im Sommerhemd sorgt. Deswegen müssen Sie unbedingt den Trizeps trainieren, um in der Diskothek einen auf dicke Hose zu machen – gilt für Männlein wie Weiblein. Suchen Sie sich einen stabilen und etwas breiteren Stuhl. Dann setzen Sie sich auf diesen Stuhl und legen Ihre Hände rechts und links Ihres Popos auf der Stuhlkante ab. Stellen Sie Ihre Füße möglichst weit vor dem Stuhl ab. Dann gehen Sie vor dem Stuhl in die Tiefe. Versuchen Sie, dass Ihr Popo ganz leicht den Boden berührt, aber setzen Sie sich nicht auf dem Boden zur Ruhe. Die Übung wird umso schwerer, je weiter Ihre Füße vor Ihnen stehen, und die Übung wird umso leichter, je näher Ihre Füße am Stuhl sind.

Bizeps Natürlich darf der Bizeps nicht zu kurz kommen. Hierfür könnten Sie irgendetwas Schweres anheben, indem Sie im Ellbogen knicken. Oder Sie stellen sich wieder auf Ihre Gymnastikbänder und ziehen diese nach oben.

Diese sechs Übungen trainieren Ihren gesamten Oberkörper. Natürlich gibt es noch Hunderte anderer Übungen, aber Anfänger kommen bei regelmäßigem Training mit diesen Übungen mindestens 18 Monate klar. Es ist wichtiger, dass Sie ganz idiotensichere Übungen mit gewisser Konstanz durchziehen, als dass Sie für ein paar Tage irgendwelche hyperkomplizierten Übungen machen und danach die Lust verlieren. Ohne Ernährungsumstellung bringt Ihnen Kraftgymnastik gar nichts. Denn Ihre Muckis werden unter Ihrem Fett wachsen. Sie sehen keine Erfolge und werden in schlimmste Sportdepressionen verfallen.

Shortcut: Sport und Bewegung

Typische Fehler:

- Männer nehmen Sport zu ernst, Frauen nehmen Sport nicht ernst genug.
- Bloß keine Überanstrengung in den ersten 6 Monaten. Gaaaaaaanz lockeres Training
- Teure Ausrüstung leert nur das Portemonnaie.

So machen Sie es richtig:

- Ein Pulsuhr kaufen und die Anzeige sklavisch beachten.
- Einen Jahreskalender kaufen und alle Trainingseinheiten eintragen. Dieser Kontrollmechanismus führt zu regelmäßigem Training.
- Zu Beginn mit lächerlich geringen Belastungen trainieren.
- Sport ohne Ernährungsumstellung ist sinnlos.

Ute an Rainer: »1 001 gute Gründe, nichts zu verändern.« (2018)

Es gibt so viele Gründe, nichts an den Essgewohnheiten zu verändern, und du warst früher ein Paradebeispiel dafür. Denn wir wissen alle:

- Seitdem wir uns erinnern können, essen wir Zucker und Chemie. Anders als bei Alkohol oder Zigaretten gehörte Zucker schon zu unserem Leben, bevor wir denken konnten. Es will einfach nicht in unser Bewusstsein, dass es wirklich schädlich sein soll.
- Außerdem haben wir uns doch immer mit Süßem belohnt, damit gefeiert und sind damit glücklich gewesen.
- Übergewicht ist ein gesellschaftliches Problem.
- Süßes und Chemie sind überall drin und überall verfügbar – das ist ja Selbstkasteiung, wenn man diese ganzen ständig verfügbaren Leckereien links liegen lässt. Und wahrscheinlich ist es sogar unmöglich – wer schafft das denn schon dauerhaft?
- Und überhaupt: Es wird doch ständig eine neue Sau durchs Dorf getrieben, früher waren es Eier, jetzt sind es eben Zucker und Chemie, die ungesund sein sollen. Vielleicht ist es ja doch nicht so schädlich und in zehn Jahren gibt es wieder einen anderen Buhmann. Und dafür soll ich mir jetzt den ganzen Stress machen?

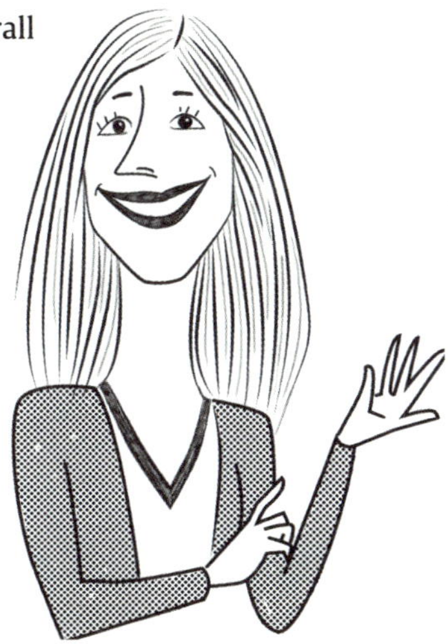

Es stimmt, ständig gibt es neue Ernährungstheorien und jede Ernährungstheorie schwört auf andere Dogmen. Aber in einem sind sich alle Ernährungslehren einig: Zucker und Chemie im Essen sind schädlich. Es stimmt auch, dass politische und gesellschaftliche Signale, zum Beispiel ungesundes Essen höher zu besteuern oder keine gezuckerten Getränke in Schulen anzubieten, besser wären. Aber solange das in Deutschland nicht stattfindet, kann jeder nur selbst dafür sorgen, sich gesund zu ernähren. Und es stimmt, die Nahrungsmittelindustrie verwendet genau darauf viel Zeit: die Produkte so zu »designen«, dass wir nicht mehr aufhören können, davon zu essen. Und es ist wirklich schwer. Und es lohnt sich. Gerade deshalb.

Ich bin froh, dass du diesen Schritt gegangen bist. Seitdem bist du nicht nur gesünder und brauchst keine Medikamente mehr, sondern du wirkst noch zufriedener als vorher, bist wieder so attraktiv wie mit Anfang 20 und machst jetzt wirklich nur noch die Dinge, die dir Spaß machen.

Es fühlt sich ein bisschen an wie Aussteigen. Wie sich bei Facebook abmelden oder zwei Wochen im Urlaub komplett offline sein. Gewöhnungsbedürftig, aber sehr befreiend. Selbstbestimmt. Genussvoll. Wenn der Schalter im Kopf einmal umgelegt ist, ist es einfach.

Service

Literatur

Asgodom, Sabine: Das Leben ist zu kurz für Knäckebrot. Kösel-Verlag, München 2010

Brumfitt, Taryn: Embrace – Du bist schön! Dokumentarfilm, ZDF 2016

Faulstich, Peter: Mein Weg zum Wohlfühlgewicht. Schlütersche, Hannover 2009

Frank, Gunter: Lizenz zum Essen. Piper, München 2008

Hales, Dianne und Doris Wild Helmering: Denk dich dünn: 101 psychologische Tipps zum Abnehmen. Mosaik bei Goldmann, München 2007

Hammering, Andreas: Gut, besser, bitter. Südwest Verlag, München 2016

Holden, Lee: Die 7 Minuten – das Fitnessprogramm für den perfekten Tag. Ullstein Buchverlage, Berlin 2007

Hüther, Gerald: Bedienungsanleitung für ein menschliches Gehirn. Vandenhoeck & Ruprecht, Göttingen 2001

Lauren, Mark: Fit ohne Geräte für Frauen – Trainieren mit dem eigenen Körpergewicht. Riva Verlag, München 2015

Limpinsel, Dr. med. Rainer: Paleo 2.0. Heilen mit der Steinzeitdiät, Trias Verlag Stuttgart 2018

Limpinsel, Rainer/Schüwer, Ute: Zucker – der weiße Killer. Wie Sie der Volksdroge Nummer 1 entkommen und das süße Leben ohne Zucker genießen. FID, Bonn 2016

Lützner, Hellmut Dr. med.: Wie neugeboren mit Fasten, München 2013

Meiss, Ortwin: Übergewicht – Bis die Kontrolle zusammenbricht. Audio-CD. Auditorium Netzwerk, Mülheim 2016

Mohr, Tara: Playing Big. Penguin Group, New York 2014

Quarks und Co: Gewohnheiten verändern, Sendung am 20.2.2018

Rasche, Oliver: Jo-Jo-Effekt. In: Welt am Sonntag, 4. März 2018, S. 16

Schmidt, Gunther: Berater als »Realitätenkellner« und Beratung als koevolutionäres Konstruktionsritual für zieldienliche Netzwerkaktivierungen – einige hypnosystemische Implikationen. In: W. Leeb, B. Trenkle und M. Weckenmann (Hrsg.): Der Realitätenkellner. Carl Auer, Heidelberg 2011

Schweinbenz, Andreas: Schatz, meine Hose rutscht! Wie Sie ohne Diät genussvoll abnehmen. Vibono, Hollenbach 2014

Schulz von Thun, Friedemann: Miteinander reden – Das »Innere Team« und situationsgerechte Kommunikation. rororo, Reinbek 1998

Sonnenschmidt, Rosina: Über Gewicht – vom Ab- und Zunehmen. Naranaya Verlag, Kandern 2013

Storch, Maja: Mein Ich-Gewicht – Wie das Unbewusste hilft, das richtige Gewicht zu finden. Goldmann, München 2009

Willi, Jürg: Die Zweierbeziehung: Das unbewusste Zusammenspiel von Partnern als Kollusion. rororo, Reinbek 2011

Gute Rezepte finden Sie hier:

Bruhn, Jutta: Makrobiotische Heilküche. E-book, erhältlich auf www.jutta-bruhn.de

Richter, Nico: Paleo – Power for Life. Christian Verlag, München 2014

Temelie, Barbara: Das Fünf Elemente Kochbuch. Joy, Oy-Mittelberg 2009

Limpinsel, Dr. Rainer: Paleo 2.0 – heilen mit der Steinzeitdiät. TRIAS Verlag, Stuttgart 2018

Therapeuten in Ihrer Nähe:

Hypnosystemisches Netzwerk Systelios transfer: www.hypnosystemisches-netzwerk.de/download oder schreiben Sie eine E-Mail an: kontakt@hyposystemisches-netzwerk.de, dann erhalten Sie den aktuellen Link per E-Mail zugeschickt

Milton Erickson Gesellschaft für Klinische Hypnose (MEG): www.meg-hypnose.de

Dank

Unser Dank geht an alle, die sich mit uns über ihre Erfahrungen mit Lust und Frust beim Essen ausgetauscht haben: Coachingkunden, Freunde, Bekannte, Kollegen. Von Ihnen und euch konnten wir viel lernen und ihr habt das Buch um viele anschauliche Beispiele bereichert.

Danke an Jutta Bruhn. Deine 30 Jahre Erfahrung mit gesundem Kochen waren ein echter Augenöffner für uns. Dein einfaches, bekömmliches, heilsames und schmackhaftes Essen hat unsere Art zu kochen sehr bereichert.

Wir danken dem Vivobene Gesundheitsressort für die gute Zusammenarbeit. Dort können Sie nach unseren Prinzipien abspecken. Zweimal im Jahr sind wir persönlich vor Ort. Sie erreichen Vivobene unter der Telefonnummer 0041-79199-5001.

Ute: Ganz besonderen Dank an meinen Coachingausbilder Gunther Schmidt. Ich bin sehr dankbar für die ganz anderen Blickwinkel, die ich von dir lernen durfte. Vor allem für die Art von Wertschätzung und Humor, mit der du auf die »unlösbaren Probleme« guckst, mit denen wir uns das Leben selbst schwermachen. Und für die Kreativität und Leichtigkeit, mit der sich dank deiner Methoden Lösungen finden lassen. Ganz herzlichen Dank an Christiane Schmitz-Driller, an Susanne Nowak und Anja Pohlmann. Euer positives Feedback und eure hilfreichen Anregungen waren Balsam für meine Schreiberseele.

Rainer: Ich danke meiner Mutter und meiner Oma, dass sie mich so falsch ernährt haben. Ohne sie wäre ich nie dick geworden und hätte nie Diabetes bekommen. Dann wäre dieses Buch nie entstanden.